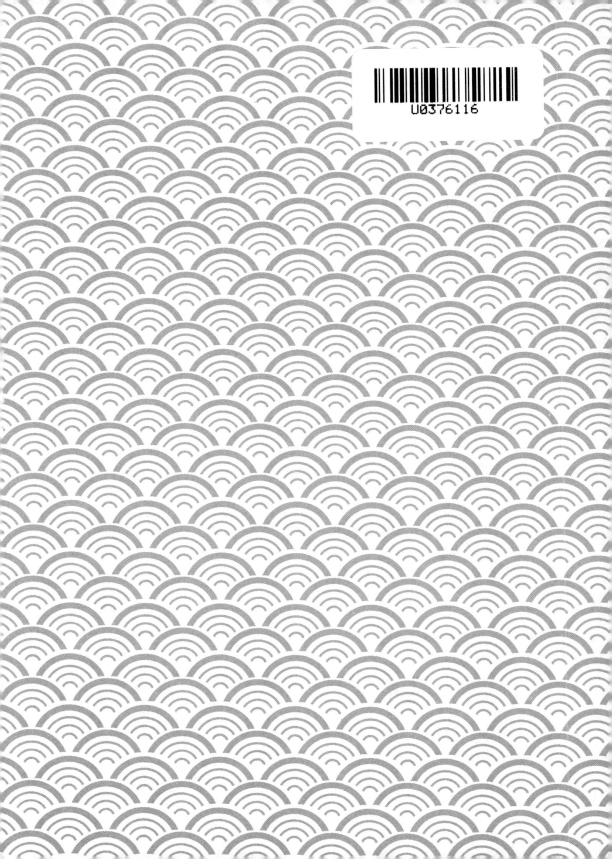

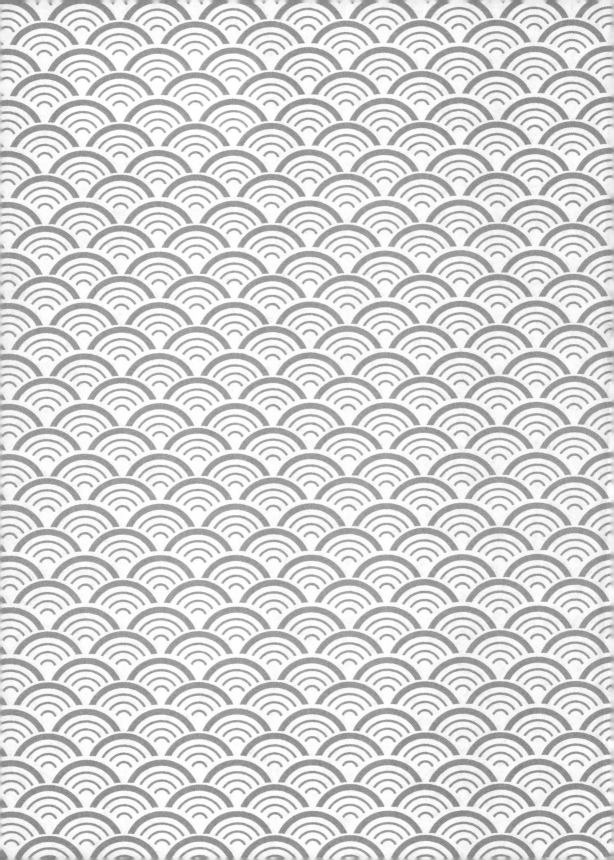

送给超过**3亿**心血管病人的养护全书

胡大一
谈心脏保养

国际欧亚科学院院士　胡大一
通用环球医疗集团高级医学顾问　王　勇 ／主编

图书在版编目（CIP）数据

胡大一谈心脏保养 / 胡大一，王勇主编. -- 长春：
吉林科学技术出版社，2024.12
ISBN 978-7-5578-3413-5

Ⅰ. ①胡… Ⅱ. ①胡… ②王… Ⅲ. ①心脏血管疾病
—防治 Ⅳ. ①R54

中国版本图书馆CIP数据核字(2020)第073612号

胡大一谈心脏保养
HU DAYI TAN XINZANG BAOYANG

主　　编	胡大一　王　勇
出 版 人	宛　霞
责任编辑	隋云平
助理编辑	郭劲松
封面设计	王　婧
制　　版	长春美印图文设计有限公司
幅面尺寸	167 mm×235 mm
开　　本	16
字　　数	140千字
页　　数	184
印　　张	11.5
印　　数	1～6 000
版　　次	2024年12月第1版
印　　次	2024年12月第1次印刷

出　　版	吉林科学技术出版社
发　　行	吉林科学技术出版社
地　　址	长春市净月区福祉大路5788号出版大厦A座
邮　　编	130118
发行部电话/传真	0431-81629529　81629530　81629531
	81629532　81629533　81629534
储运部电话	0431-86059116
编辑部电话	0431-81629518
印　　刷	吉林省创美堂印刷有限公司

书号　ISBN 978-7-5578-3413-5
定价　49.90元

前 言

健康的第一责任人是自己

随着现代社会生活节奏的变化和人民生活水平的提高，出现心血管问题的人越来越多，心脑血管疾病已成为我国致死致残的首要病因。

在中国，每年大约有260万人死于心脑血管疾病，死亡人数位列世界第二。中国心脏病高发已成趋势，每年新发约50万人，而每年接受"搭桥和介入"等心脏病治疗的患者连12万人都不到。

一项针对国人的调查表明，在高度重视心脏健康的98%人群中，有63%的人已被诊断出至少有一种影响心血管健康的"医学问题"，只有29%的人坚信自己没有上列任何疾病，这组数据充分显示了国人心血管的不健康状况。

对于人的健康与寿命，后天选择的生活方式和行为对其的影响占60%，而患病后的医疗卫生贡献仅有8%。所以，健康的第一责任人是自己！

目 录

第一章
心脏健康知多少

一、离奇消失的脉搏

40 多岁老李平时身体很好,在一次运动之后,心率并没有减慢,心脏还是持续、快速地跳动着,突然,脉搏消失了,这时候老李的妻子赶紧拨打 120 急救电话。在急诊,老李的生命体征岌岌可危,心脏的有效泵血只有33%,心率持续在 130～150 次/分,经过急诊的抢救,老李脱离了危险。

医生给老李检查后,发现他血压、血糖、血脂、血管都是正常的。从我们目前的检测报告里,没有发现能够引起他心脏停搏的原因。那么到底是什么原因导致他的脉搏消失呢?

我们正常的脉搏是一呼一吸 6～7 至,也就是跳 6～7 次,比这个快叫作数脉。而脉搏反映的是心脏搏动的情况,当心率过快,心脏无法产生有效的泵血,脉搏就会变得很细碎。心律绝对不齐,心音绝对不等,这也就是异常的心跳了。

我们正常的心脏是有搏动有暂停的，而停的那一下使得我们心肌得到休息，而这个患者的心脏其实一直处于一种快速跳动的状态，心肌得不到休息，这时候心肌耗氧量增加，其本身会出现变性，最后出现心脏增大。其实这就是心律失常性的心肌病。

那么哪些原因会导致心律失常呢？

我们正常的心跳是由心脏的一个叫作窦房结的地方发号施令，开始一个正常的心跳周期。但是心律失常就是因为这个正常发号施令的地方受到其他地方的影响，其他的部位产生了不正常的电信号，扰乱了正常的心跳周期。

案例中的患者就是心律失常引起的心衰，根据调查我国现在有1500万的患者，并且没有很好的控制状态，住院病死率占心血管疾病住院死亡率的40%。严重的心律失常可能在一周内发展为心衰，并且引发致命危机。

心律失常有隐蔽性，但是我们可以通过早期观察，发现心衰的蛛丝马迹。

短时间内，出现双足足部水肿，在小腿胫骨内侧按压会出现一个坑，缓慢回弹，并且双侧对称。伴随着体重增加，但是食量是减少的，这是因为虽然心脏的功能正常，但是水潴留在体内，体循环不好，肠功能因为淤血而减弱。还有一个比较有特点的症状，就是夜间不能平卧，只能通过半卧，甚至只能坐位才能正常呼吸。

所以，当您本身就有一些心血管的疾病，或者本身有心律失常，出现了以上的症状说明您的心功能变差，需要及时就诊。

二、可怕的心律失常

心律失常是很常见的心脏疾病，尤其是冠心病患者，更容易发生心律失常，心律失常主要包括两个方面：一个方面是心动过速，另一个方面是心动过缓。通常情况下，心动过速的时候比较多，尤其是冠心病的患者，常常发生心动过速的情况，而严重的心动过速慢慢就会演化成房颤，再严重的就可能演化成室颤，一旦发生室颤，很难恢复正常心率，有时候治疗不及时，就可能出现猝死。

我们先来说说房颤，再说室颤。

房颤也就是心房颤动，人的心脏，分为两个主要的部分，一个部分是心房，分为左心房和右心房，再就是心室，同样心室也有两个，分别是左心室和右心室。心房颤动，下面我就称之为房颤，房颤就是指左右心房发生的颤动，发生房颤的时候，心音绝对不齐，心跳时间不等，心房以颤动的形式在跳动，这些跳动常常不能传导到心室，所以心房颤动的时候，我们的脉率实际上没有那么快，也就出现了心率和脉率绝对不齐的情况。

房颤发生的时候，症状通常是以心悸为主要表现的，患者会感觉到心悸、心慌、乏力，这些一般都是房颤的基本症状，再严重一些的时候，就会出现晕厥，甚至死亡，尤其是患者在外面，没有家人陪伴，不能得到及时治疗的时候，更容易出现死亡这种结局。通常死亡的发生和恶性心律失常有关，恶性心律失常指的就是心律失常达到了很严重的阶段，房颤速率更快，会达到 300～600 次／分，这种通常都是很危险的，尤其是冠心病的患者，更应该警惕房颤的发生。

再来说说室颤，室颤就是我上面提到的左右心室颤动，当左右心室颤动的时候，一般都是心律失常的极期，通常室颤不常见，一旦在心电图上看到了室颤的心电图波，就意味着病情已经很重了，很多时候是很难救治的，这种患者的心电图表现就是夸大急性的QRS波，心室颤动的频率会达到 300~500 次／分，由于高频率的心率震颤，使得心脏不能有效地射血，所以人会没有足够的血液供应，就会出现乏力等表现，严重者的表现是晕厥，室颤猝死发病率比较高，是一种比较危险的疾病。

心律失常，尤其是房颤或室颤应该积极地进行防治，这就要求冠心病患者需要积极治疗，按时服药，不做剧烈的运动。因为对于冠心病等患者来说，发生心律失常的概率还是很大的，所以更要在平时好好注意，通常疾病发生的时候去抢救，受各种因素的限制，使得抢救都不会很及时，所以更要防患于未然，另外冠心病患者尽量不要走太远，尽量有家人陪同，要是患者反复出现心慌，自觉心动过速，最好去医院检查一下，做一个排查，如果有间歇性房颤发作，就要尽早治疗。

三、大心脏不是一件好事

我们平时形容别人在危急关头或者逆境中，能够稳定情绪，最终扭转颓势时，老爱说这人"有一个大心脏"，表扬心态特别好。

但是，如果真的有一颗异于常人的超大心脏会怎样呢？

临床上曾经有这么一位手术患者，他有一颗大如橄榄球的心脏，他的心脏体积是正常人的三倍到四倍，心脏几乎占满整个胸腔。扩大的心脏严重压迫了胸腔的肺组织和食管，影响呼吸和进食。在进行外科手术切除部分心脏时，甚至心脏停搏了 4 小时，十分危险。

那么，到底是什么原因让心脏"长大"了呢？

其实，在临床上，这种大心脏有一个名称叫作心脏肥大。引起心脏肥大的原因也有很多，比如瓣膜性心脏病、高血压等。但是，从发病原因统计结果来看，高血压是引起心脏肥大的最主要原因。

我们正常的心脏有自身拳头大小，位于胸腔中部偏左下方的位置。高血压导致的心脏肥大，绝非一两年的事情，所谓"冰冻三尺非一日之寒"，血压长期得不到有效控制才会导致心脏的形态变化。

在早期，心脏扩张肥大主要在胸腔内进行，从体表是难以用肉眼识别的，等体表明显看出心前区隆起时，就说明心脏已经很大了。

高血压会表现为外周动脉血压升高，面对异常升高的血压，心脏要想将血液泵入外周动脉，必须要增强自身的泵血力量才行。

心脏自身会代偿性地增厚心肌以帮助完成泵血。如果血压长期得不到控制，心脏肌肉只能一步步地增厚，心腔慢慢扩张，直至失去代偿能力，泵血能力下降，心功能受到影响，心腔进一步扩大，逐渐形成了肥大的心脏。

这种心脏其实是"虚胖"，空有庞大的身体却不能完成泵血的任务。不但会表现出头晕、肢冷、乏力等低灌注的症状，还会有胸闷、气喘等心力衰竭的情况，进一步发展会导致肺、心、肾等重要器官的衰竭，危及生命。

最重要的是，心脏肥大是不可逆转的。所以，有一颗"大心脏"并不是好事情，要控制好血压，定期监测心脏功能，保护好我们的生命之源——心脏。

四、心脏支架是怎么一回事儿

支架手术是一种非常普遍的手术，大家经常听到身边的人做心脏支架了，也都知道支架是用来撑开已经堵塞的血管，让血液顺利流通的一种手段。

冠状动脉支架植入术是将支架样的装置永久地留在血管中，撑开狭窄的血管壁来保证供血，从而降低死亡率的一种手段。

随着医疗健康事业的发展和生活质量的提高，人类的寿命也延长了，但是血管的老化一直都存在，随着年龄的增加，血管内壁就有可能产生斑块、堵塞。这时就需要医生通过处方、手术等手段来疏通血管，维持循环的通畅。

通过这样的描述，大家就不难理解，每个人都有可能出现血管堵塞，而支架手术作为一种较为有效的外科手段，很多人也都可能会经历。

据报道，世界上放支架最多的是一位美国的患者，心脏血管中一共放了 67 个支架。那么植入支架对身体有没有损害呢？

严格来说，支架对我们自身来说，毕竟是一种异物，所以放置支架后需要严格遵医嘱服用抗血小板药物来减少身体对支架的反应。但是支架植入术的适应证是急性心肌梗死或者心脏冠状动脉严重狭窄，这些状况都是危及生命的，小小的支架能直接快速地恢复血流，挽救生命，所以对符合手术指征的患者来讲，支架植入术利大于弊。

支架主要是解决血管堵塞的问题。血管腔随着年龄的增长以及生活方式的干预，逐渐变窄，甚至堵塞。我们应该正确了解血管狭窄的症状，及早就医，避免严重到需要放置支架的程度。

当自己觉得体力忽然间下降非常明显，还伴有心口发紧或心前区疼痛的症状，就预示着心血管出现狭窄，甚至已经堵塞。

另外，还会有一些心绞痛的不典型症状，如肚子疼、牙疼等，人们往往很难将这些症状与心脏疾病联系起来，从而造成不可挽回的恶性后果。

因此，很多消化科就诊的患者，尤其是老年人或者有心血管基础病的人，往往会被要求做心电图等心脏的检查，出现这些症状，不要掉以轻心，应积极配合医生做全面的检查，对自己的健康负责。

五、心脏病也有真假

我国是心脑血管疾病的发病大国。2011年做过的统计数据显示，我国患有心脑血管疾病的人多达 2.9 亿，这就意味着平均 5 个成年人中就有一个是心脑血管疾病患者，这是一个非常可怕的数字。

笔者在临床上遇到的患者中，有心脏疾病的占大多数。长期以来有这么个体会，来就医的男性心脏病患者症状普遍较为严重；而以心脏不适来就诊的女性患者，很大一部分不是真正的心脏病。因此，要想及时治疗心脏疾患，自我判断非常重要。

出现这种现象，与男女的生理、心理有关。首先，从心理上来说，女性普遍较男性心思细腻，更容易关注自身不适症状，而且更善于管理自身健康；其次，从生理上来说，女性从青春期到绝经期有充足的雌激素，雌激素对心血管有很好的保护作用，更降低了这一阶段女性心血管事件的发生概率。

但是，女性的心脏疾病危险程度并不低，女性在绝经前后，雌激素水平骤然下降，身体各项功能都会受到影响，对心血管的保护作用也变弱了，因此，这一时期女性患心血管疾病的概率会大大上升，多发病迅速、程度严重。

另外，有一些女性经常觉得心脏不适，去医院检查却没有问题，长此以往就会麻痹大意，当心脏疾病真正来袭之时可能就会放松警惕。

既然真假心脏病都有胸闷、心悸、心前区疼痛、出汗等症状，那么该如何判断心脏的不适是"真"还是"假"呢？主要有以下几个方面。

第一，疼痛的性质。

大家都知道心脏病心梗会有心前区的疼痛，但是真正的心脏病的疼痛是像用手紧捏住心脏的压榨样疼痛，或者是一种难以描述的不适感，有时会感觉疼痛从前胸透向后背；假心脏病的疼痛多呈闪电样，虽然很痛，但是一下就没有了。

第二，疼痛的部位。

真正的心脏病疼痛多发生在左胸部的胸骨中下段，面积约手掌大小，可向左侧肩胛骨、小手指侧放射，少数患者可表现出牙痛、咽喉部紧缩感、胃痛。

而假心脏病的疼痛部位通常变化多端，可在左侧心前区如针尖大的区域，一会儿这里疼，一会儿那里不舒服，位置通常不固定。

这里再强调一下，如果有高血压、冠心病、高脂血症等基础病史，一旦出现胃脘部疼痛，不要掉以轻心，很多心脏病贻误治疗时机就是因为疼痛发生在胃脘部，被误认为是胃痛。

第三，疼痛的时间。

真正的心脏病疼痛通常不会持续很长时间，一般不超过 15 分钟，若超过半个小时就是心梗了；假心脏病的疼痛通常时间较长，常持续数小时甚至数天。

第四，症状发生时的情形。

通常真心脏病多发生在劳动、用力、情绪激动、大便、劳累等心肌耗氧量增加时；假心脏病则多发生于休息、休闲时，活动后症状也不会加重。

第五，发生的时间。

真心脏病多发生在午夜至早上九点钟之间；假心脏病则随时都可能发生。

另外，假心脏病通常是由于情绪、压力导致的，时间久了会导致血管壁的变窄、痉挛，血管内皮也会变得脆弱，从而质变为真正的心脏病。所以，假心脏病也要引起重视，积极消除病因。

六、甲状腺出了问题，心脏也会受牵连

甲状腺是人体最大的内分泌腺，它能够影响人体的内分泌代谢，以及人体的生理功能，今天我要讲的是甲状腺和心脏的关系，甲状腺和心脏有哪些联系？甲状腺分泌的甲状腺激素会对心脏有怎样的一种调节呢？今天我们就来说一说。

甲状腺是人体最大的内分泌腺，分布在人体颈部下方的两侧，吞咽时能够随着喉上下移动，左右两个侧叶看起来像一个蝴蝶，以上是甲状

腺的形态。

接下来我们说一下甲状腺的生理功能，甲状腺首先能够促进新陈代谢，可以使人体产热增加；同时甲状腺可以促进生长和发育，对骨骼、脑以及生殖器的发育很重要。甲状腺分泌的甲状腺激素能够提高中枢神经系统的兴奋性，可以加快心率，加强心脏的收缩力，增大心脏的心输出量。

以上说的是甲状腺激素的生理作用，其实甲状腺真是影响着我们生活的方方面面，影响着我们的生长和发育，影响着我们的心跳，影响着我们的新陈代谢，如果我们的甲状腺功能不足，那么我们的身体状态整体都会受到影响。

今天我主要说一下甲状腺和心脏的关系以及甲状腺对心脏的影响。因为心脏在身体中也是占有很重要的地位的，而甲状腺又会直接地影响心脏，所以明白这两种器官的关系，还是很有必要的。

甲状腺和心脏的关系是这样的，甲状腺激素能够提高中枢神经的兴奋性，所以可以提高心率，加快心脏的血量排出，也就是会增加心排出量。所以甲亢的患者，也就是甲状腺激素分泌过多的患者，会使得心动过速，如果心跳太快，甚至能够发生房颤，出现房颤就比较危险了。

甲状腺激素在体内含量较多，就是甲亢的患者，这种患者对心脏的影响就像我上一段中提到的那样，会加快心率，甚至导致房颤，所以在治疗甲亢的时候，除了要对应地用上治疗甲亢的药物之外，还要用上倍他乐克之类的降低心率的药物。

另外，我再说一个例子，我的一个患者，他一直是心慌，所以一直是在心内科的门诊检查，但是每次检查心内科的结果都是没有问题的，后来患者除了出现心慌之外，还会出现手抖等症状，后来在门诊经过大夫建议查了甲功五项，最后确诊是甲亢。

这个例子可以说明，很多甲亢的患者，最开始出现的症状就是在心脏上面，也就是会出现心慌。这样的患者一般检查心肌酶都是没有问题的，这个时候就需要查一下甲功，这种情况很有可能就是由于甲亢引起的，所以大家也不要忽视心慌这一种信号。

甲状腺激素可以影响心脏功能，本文具体地阐释了甲状腺和心脏的关系，还阐释了心慌也可以作为甲状腺功能亢进的信号，大家可以通过这些信号，来判断自己是不是有甲状腺的问题。

七、男人和女人心脏病有何不同

现在心脏病的发病率越来越高了，但是心脏病在男人和女人之间发病的病因和病理是不一样的，男人的心脏病主要是累出来的，女人的心脏病主要是气出来的。

首先给大家介绍一下男人的心脏病：男人的心脏病大部分都是累出来的，因为平时为了工作，应酬比较多，压力比较大，同时现在的生活节奏比较快，很多人都顾不上休息，每天加班加点地工作，这样常常会出现心脏的问题，这些问题多出现在心脏的大血管，容易造成急性的心肌梗死，疾病的发生年龄在 40 岁左右，多是急性发作，所以很多病例容易发生误判。

另外，男性吸烟多，酗酒多，这些生活习惯都能加重心脏病，所以对于男性，要想控制心脏病，还是要改变生活方式。

对于女性，心脏病发作的原因就和男性不太一样了，女性可以说是感性占据了大半部分，通常遇到一点儿事情就容易生气，所以可以这么说，女性的心脏病大部分都是气出来的，发病的部位大部分都在小血管，发病的特点都是渐进式的、侵袭性的，发病的时间大部分都是从更年期开始，更年期一过，心脏的各种问题都会出现，常见的症状就是胸闷、心慌、胸痛，所以对于女性控制住自己的脾气，是很重要的。

对于女性心脏病的预防，最好的方式即是选择比较好的怡情方法，比如游泳、运动、美容之类的。另外更年期的时候，不仅是心脏容易出问题，骨质也常常会出现各种问题，比如常见的就是骨质疏松，所以在更年期的时候，不仅要怡情还要注意补钙。

另外，因为女性的心脏病大部分是气出来的，所以很多的时候，是很难判断的，这就使得女性心脏功能自检变得很重要。通常自检的几种方式是：在发生心前区不舒服的时候，是不是与情绪相关、是不是有睡眠的问题，比如入睡困难、早醒等。当自己的状态和检查结果不相符的时候，应该仔细详查小血管，比如自己感觉已经病入膏肓了，但是检查结果却显示没有什么事情；比如自己感觉没什么事情，检查结果却不太好，这些情况都是需要详细检查的。

总结一下，男性和女性要想完全地控制心脏病，还是要从自己做起，改变生活习惯，调整心理状态，这才是控制疾病最根本的事情。另外，定期的体检也是很重要的。

八、更年期，要小心心血管神经官能症

随着医疗水平的逐步提升，以及医学知识的普及，老百姓对自己身体发出的各种信号都格外重视。当然，其中也包括我们重要的心脏。而来我这里看心脏的人，有一部分并不是心脏真正出现了器质性的病变（比如冠脉的狭窄、心肌肥厚、心衰等），他们的心脏功能是完好的，但是他们的精神因素导致了他们出现了心脏的症状。在临床上这种患者我们称为心血管神经官能症、心血管神经症、神经性血循环衰弱症、焦虑性神经官能症等，是心血管疾病系统中一种较为特殊的疾病。

现多数学者认为它的发生与体质、神经、行为、外周环境、遗传因素有关。有研究发现此类的患者神经较抑郁和焦虑忧愁，在精神上受到刺激或工作压力太大时易发病或加重。《黄帝内经》有云："心者，君主之官也，神明出焉"，心主神志，是精神意志活动的中枢。在中医认为，心血管神经官能症多属情志内伤，气血阴阳失调，脏腑功能紊乱，气滞血瘀，心脉闭阻所致。西医则认为此病与患者交感神经、迷走神经张力不平衡有关。

前段时间我收治一名有心血管神经官能症的患者，当然她本人以为自己得了冠心病心绞痛，来诊时很焦虑，该患者主诉自己累点儿就会胸闷难受，时常感觉自己的心脏扑通扑通的，好像要跳出来一样，自己内心很害怕。当时我为她做了一个心电图，心电图显示很正常，ST段未有改变，并没有心肌缺血，经过详细的问诊和检查后确定并不是冠心病。该名患者之所以会误以为自己得了心绞痛也是因为二者之间的症状有些相似，在日常生活中有很多患者分不清二者的区别，常常以为自己得了

冠心病。下面我来说一下心血管神经官能症与心绞痛之间的区别。

心血管神经官能症与心绞痛的首要区别点：首先，疼痛何时发生。心绞痛的疼痛是发生在劳累的当时，而心血管神经官能症的疼痛是发生在劳累之后。打个比方，当心绞痛患者在干活时，因为过于劳累而使患者胸部疼痛，患者会立刻终止所有活动，马上停下来。而心血管神经官能症的患者则会在过于劳累之后的半个小时或几个小时之内觉得自己心脏不舒服。甚至有的心血管神经官能症患者在轻的体力活动后反而觉得十分舒服。

其次，二者的疼痛时间有所不同。心绞痛疼痛为 3~5 分钟，舌下含服三硝酸甘油酯能够缓解疼痛症状。心血管神经官能症疼痛为几秒的刺痛或者是持续好几个小时的隐痛，并且舌下含服三硝酸甘油酯并不能缓解。

再次，是否有伴随症状。心血管神经官能症的患者会有其他的神经症症状，比如经常叹气、失眠、心悸、乏力、焦虑、紧张等。掌握以上几点，我们就能大致区别出自己是心绞痛还是心血管神经官能症。

心血管神经官能症好发于中青年女性，尤其是更年期女性。虽然此病没有器质性的心脏疾病，不影响我们的心功能，但仍然不可忽视，在日常生活中起居要规律，避免疲劳和紧张的工作，加强锻炼，积极调整心态。

九、测一测你的血管年龄

随着年龄的增长，人们的血管腔以每年 1%~2% 的速度逐渐变窄，而患有高血压、高脂血症、糖尿病等慢性疾病患者的血管腔，每年以 3% 以上的速度变窄。所以年龄增大、慢性基础病是心血管堵塞的主要原因。

很多人都认为心梗、心绞痛等心血管病都是老年人才会得的疾病，年轻人不会得，这种想法是错误的。

实际上，现在临床上遇到的急性心脏疾病患者中，年轻患者数量逐年上升，年龄甚至低至 20 岁。很多报道中出现年轻人猝死的案例，有一大部分就是急性心肌梗死。

这是因为年轻人的机体需氧量更大，一旦出现心梗，症状通常较重，如果不能及时救治，危害更大。

这里有一个概念：血管年龄。我们的血管也是有年龄的，如果年轻人不注意保养，血管老化快，也同样会出现心血管病。

这里有一个简单的测试方法可以反映血管年龄：

1. 你的情绪经常压抑，在生活中过于较真。

2. 你喜欢吃超市的速食食品或加工食品。

3. 你爱吃肉胜于爱吃蔬菜。

4. 你每周的运动时间少于 1 小时。

5. 你每天抽 20 支烟，已经抽了 20 年。

6. 你在爬楼梯或运动时有胸痛的感觉。

7. 你时常感觉自己手脚发凉。

8. 你的手脚经常有麻木感。

9. 你最近出现丢三落四的情况。

10. 你有高血压或经常出现血压高。

11. 你的血脂或血糖也很高。

12. 你的直系亲属中曾有人死于心血管疾病。

这 12 项中符合 4 项或 4 项以下的，说明你的血管比较年轻健康；符合 5～7 项的，说明你的血管年龄比你的生理年龄大 10 岁；符合 8 项以上的，说明你的血管年龄比你的实际年龄大 20 岁以上，这样的血管是非常危险的。

除此以外，还可以定期去医院，做颈部动脉超声检查。一般来说，颈部血管如果有斑块，心脑血管中也会存在，所以通过超声对颈部动脉的观察，来了解是否存在血管斑块、斑块是否处于活跃状态。

一旦出现斑块，需要及时就医，做进一步检查，配合药物稳定斑块，预防心血管疾病的发生。

第二章
如何守好心脏的健康

一、要想心脏健康，太胖和太瘦都不好

随着大家保健意识的增强，很多人都知道要饮食清淡、控制体重，大家都知道肥胖的人容易得心血管、代谢等方面的疾病。

现代医学研究证实，心脏外边有很多的脂肪，过于肥胖，包裹心脏的脂肪也会增加，心脏疾病的发生率就增加，一旦发病，其严重程度也增加。

另外，如果将人体比作一辆汽车，血液就相当于汽油，汽车有了汽油才能正常行驶，人体的各个脏器组织有了血液才能维持正常生理功能。

心脏就相当于汽车的发动机，主要功能是泵血，用心肌自身的收缩力将血液泵出去，一小部分泵入心脏自身血管，维持心脏功能，另外一大部分血液泵入周围循环，供给日常所需。

肥胖的人消耗的能量相对更多，心脏要做更多的功来满足日常所需，压力较大。

那么越瘦的人就越健康吗？其实也不是，过于瘦弱也不利于心脏健康。

我有一个患者，75 岁的老太太，较瘦，不抽烟，不喝酒，也不吃肉，却得了急性心肌梗死，最后是通过冠脉支架植入术挽回了性命。可是她自己非常不理解，为什么生活上这么注意还会得心脏病呢？

这也是很多患者的疑惑。其实，不光肥胖的人容易得心脏疾患，过于消瘦也会引起心脏问题。因为心脏的主要组成是肌肉，过于消瘦的人心肌的力量相对较弱，一旦年龄增长、情绪激动等外界因素刺激，心肌力量不足以泵出足够血液，也容易诱发心脏病。

如果经常熬夜、饮食不规律、长期不运动，再加上肥胖、过于消瘦等不良因素的影响，使得心脏的泵血能力日渐虚弱，时间久了不但会导致心脏缺血，还会引发脑缺血及全身缺血等。

所谓"太过不及乃为六淫"，过于肥胖和消瘦都是不健康的，所以，要想心脏保持健康活力，要做到以下几点：

第一，要保持有氧运动，每周运动时间不少于 2 小时，养成有规律的生活作息。

第二，健康饮食，少油少盐，多食水果和蔬菜，控制每日摄入食物的总热量，控制体重，不宜过胖或者过瘦。

第三，高血压、糖尿病、高脂血症等慢性病对心血管的损伤很大，对于有这些基础病的人群来说，要积极控制基础病，严格遵医嘱用药，定期复查，减少对心血管的损害。

二、向心性肥胖，真的很"伤心"

现在随着生活水平的提高，很多家庭的饮食都发生了很大的转变，正是因为这种转变，精细粮吃得多了，使得肥胖的人越来越多，同时现在的人认为，能吃是福，所以总是劝人多吃，这恰恰造成了很多肥胖的风险。但这里需要认识到一个问题，那就是肥胖的类型不一样，有一种肥胖叫作单纯性肥胖，还有一种肥胖叫作向心性肥胖。很多疾病的产生多与向心性肥胖有关，今天就着这个话题，谈一谈单纯性肥胖和向心性肥胖。

肥胖现在指的是单纯性肥胖，目前临床用身体质量指数（BMI）来评价：<18.5 者为体重过低，18.5～23.9 为正常范围，24.0～27.9 为超重，≥28 为肥胖。但应该注意有些BMI增高的患者不是脂肪增多，而是肌肉或者其他组织增多。一般单纯性肥胖的人胖得比较均匀，基本上是身体的任意部位都会有发胖的表现，这就是常见的单纯性肥胖，单纯性肥胖能够引发很多代谢疾病，比如高脂血症，内分泌失常，甚至还会作为一种疾病遗传给下一代。

除了单纯性肥胖之外，就是向心性肥胖，这种患者一般四肢比较细，但是肚子比较大。向心性就是指这个意思，即都聚集在躯干部，向心性的位置。这种肥胖危害非常大，一般向心性肥胖的患者，内脏的脂肪会很多，这不仅仅可以造成代谢性疾病，还会发生很多脏腑相关性疾病，比如心脏病。因为脂肪长期包裹在心脏外的原因，使得心脏变得很小，这就使得心脏泵血的工作量很大，所以很容易出现心脏的问题。另外，本身代谢不好也会影响血脂水平，这就加重心脑血管疾病的发生率。

所以相对于单纯性肥胖来说，向心性肥胖更加有害于身体健康，如果你发现自己的肚子越来越大，就该注意减肥了，向心性肥胖为未来的很多疾病埋下了隐患。所以要尽量控制体重，控制脂肪的分布，不要让自己太过肥胖。

三、很多人的心梗，其实都是吃出来的

老赵和老周都是身体健康的人，三年前体检，他们两个人的身体指标都没有异常的部分，但是几天前都因为突发的心梗而去世。他们平时饮食比较清淡，也没有"三高"，烟酒也都不沾。看似生活和身体都很健康的人怎么就会因为心梗突然离世呢？

疾病的发病因素有两方面，内因和外因。内因就是遗传因素，而饮食作为外因中最重要的组成部分，对我们疾病的发生重要程度不言而喻。

对这两名患者的生活习惯进行了调查，发现老周特别喜欢吃西红柿炒鸡蛋、灌汤包和饺子。那么他这样的饮食习惯有什么隐患吗？

西红柿炒鸡蛋是我们常见的菜，想要好吃，鸡蛋就要炒得蓬松，方法就是要加很多的油。就算我们放了不少的油也不会觉得腻，这是因为鸡蛋中含有卵磷脂，可以将油脂乳化，这样老周在无形中就摄入了过多的油脂。我们常常会在这道菜中加糖，而糖可以占到菜量的10%，这样高油高糖的菜，也就成为心血管疾病的危险因素了。

吃饺子和灌汤包也是同样道理。我们在制作饺子和灌汤包时，为了饺子和灌汤包的口感更好，会在其中加猪油以及过量的盐，所以高油、高盐也成为影响心血管健康的因素。其实在食用时我们可以适当地加

醋，它可以替代部分糖油提高口感，同时也有辅助保护心血管的作用。

从病理学的角度来说，血管内膜中层增厚，是动脉粥样硬化的最早期变化，是我们心血管疾病的隐匿征兆。随着病情的发展，会出现动脉粥样硬化斑块，而其中不稳定斑块破裂之后，其中的内容物随着血流堵塞了血管，就会导致心梗的发生。

在最近一个研究中显示，在没有心血管疾病的健康人群中，有 50% 的人颈动脉血管内膜中层的厚度都有增加，而血管内膜中层增加 0.5 mm，同时没有其他疾病的人群，8年内患心梗的概率要比没有增厚的人群高一倍。

生活中我们可以通过一些小细节来判断我们是否有动脉斑块形成。

检查时两侧的血压相差超过 20 mmHg（1 mmHg ≈ 0.133 kPa），预示心梗风险增加，可能有动脉斑块形成。同时冠心病还有家族遗传性，假如家中直系亲属 50 岁以前明确诊断为冠心病，就需要小心，有明显的遗传因素。

所以高油、高盐、高糖都会对我们的血管造成影响，导致斑块形成，生活中一定要避免。而当我们怀疑自己已经有了动脉斑块形成，我们可以去医院做一个颈动脉的超声检查。颈动脉暴露在人体表面，它的结构与我们冠状动脉的结构相似，我们可以通过这个血管的状况判断我们心脏血管的状态。及时治疗，避免心梗的发生。

四、如何预防心律失常

心律失常是很常见的循环系统疾病，常常继发于冠心病、甲亢等疾病，心律失常包括心动过速和心动过缓，心动过缓发病不急，发病的时候常常由于心脏射血不足而出现乏力、晕厥等轻微的表现，但是心动过速如果不及时控制，常常有发生房颤、室颤的可能。

这就需要提前知道，哪些活动能够诱发心律失常，又该怎么避免心律失常的发生？

首先，冠心病心绞痛患者最好在家中备着β受体阻滞剂，这种药物是发病之前的救命药，可以在心跳比较快的时候吃，这样就能防止心动过速。

当然除了上面说的两种疾病之外，所有能够影响到循环系统，能够影响到心跳频率的疾病，都是应该随身携带β受体阻滞剂。比如甲亢也会影响心跳，使心跳频率加快，这样的话，就需要备着β受体阻滞剂，在出现心慌的时候服用。

还有糖尿病影响心肌之后，也就是出现"糖心病"的时候，也是要注意的。另外，一些免疫系统的疾病，比如类风湿、干燥综合征等能够影响到心脏瓣膜功能的疾病，能够使心跳速率加快的疾病，都应该备着药，积极治疗心动过速，防止房颤。

其次，就是患者要注意，不要喝浓茶和咖啡，因为浓茶或者咖啡中有咖啡因，能够加快心跳速率，也会加重心脏的负担，所以最好不要饮用，同时最好也不要熬夜和做高强度的工作，这些都不利于疾病控制。

再就是运动，我们都知道运动对心脏有好处，但是对于有基础病的患者，是不适合做太多运动的，这个要根据疾病的具体状况来定，比如心脏疾病最高级别的时候，轻微的运动可能就会诱发心衰，这个时候是不适合运动的，只适合卧床休息，所以不是什么疾病都适合锻炼。

锻炼的时候心脏会加快频率来增加射血量，然而对于本身就心跳过速的人来说这无疑加重了心肌的负担，这样很容易出现心脏超负荷运转，而出现房颤。

再讲讲喝酒，酒是很多人聚会中不可缺少的饮品，酒精能够增加心跳速率，所以有心脏疾病的患者是不适合饮酒的。

另外，一个和生活息息相关的东西就是空调，容易出现心动过速的患者，空调的温度最好不要调得太低，太低的话心脏血管是呈收缩状态的，增加了心脏的负荷。

以上几点是针对容易诱发房颤、室颤的患者说的，这些内容是需要努力遵守的，这样就能很好地防患于未然。

五、应对冠心病，有五个原则

冠心病是现在非常常见的慢性心脏疾病，是引起急性心脏危重症的重要因素之一。很多人都知道，冠心病要终身服药，但冠心病的日常生活管理也是非常重要的部分。今天我们就来聊一聊冠心病的防护。

第一，生活要有规律。作息有时，情绪平稳，注意劳逸结合；强调一点就是要保持充足的睡眠，得不到足够的休息，身体就会处于一种兴奋的状态，交感神经兴奋就会使心率加快，增加心脏的负荷，也就增加了冠心病的发生率，也会影响寿命；还有就是要有乐观的心态、平稳的情绪。据研究表明，突发性心脏衰竭导致的猝死，往往发生在有强烈不良情绪时。因为，愤怒、悲伤、焦虑、沮丧等不良情绪会破坏心脏跳动的节律。所以，控制情绪变化对我们的身体至关重要。

第二，合理饮食。不要暴饮暴食，三餐规律；日常少摄入钠盐，建议每人每天不超过 6 g 食盐；减少食用肥肉和油炸食物，减少动物油脂，可用植物油代替，建议每人每天不超过 8 g；适量增加钾盐的摄入（多吃蔬菜和水果）；另外，小米、蔬菜、大枣、有鳞的鱼、橘子是有益于心脏血管健康的，这些食物可以适当多摄取。减少鱿鱼、虾蟹、贝壳类海产品和动物内脏、啤酒的摄入。这些食物会增加尿酸值，高尿酸也是动脉粥样硬化的危险因素之一。

第三，适当饮茶。茶叶中含有茶多酚及多种活性物质，有助于保持血管健康，延缓血管老化。我们中国是生产茶叶的大国，茶的种类也很多，有绿茶、红茶、普洱茶、乌龙茶等，还有现在特别流行的奶茶饮料，应该如何选择呢？

可以肯定的是，奶茶饮料对心血管是不适宜的，它含有很多添加剂和糖分。

我们可以根据时间、季节来选择茶的种类。一般来说，春夏季节阳气较盛，容易上火，我们可以选择喝绿茶清心降火；秋冬季节较寒冷，可以喝红茶温暖阳气。

另外，我们也可以根据自身体质来选择。如果平时爱上火、脾气急躁，建议多饮绿茶；如果脾胃虚弱、畏寒明显，就应选择红茶；花茶性平，一年四季均可饮用；体型肥胖的人可以选择降脂作用较好的普洱茶、乌龙茶。

这里提醒一下，一定不能喝浓茶，浓茶会加快心率，增加心脏负担。所有的茶均宜清淡，最好饭后饮用，每天 1～2 杯为宜。

第四，戒烟限酒。烟酒对血管的损害已经是公认的事实，要想心脑血管健康，一定要把烟戒了。酒可以选择红酒、黄酒、低度白酒，每天不宜超过 100 g。

第五，多运动。每个人的耐受力不同，运动的强度也不相同。总体来说，建议每周运动 3 ~ 5 次，每次 30 分钟左右。建议根据自身情况选择散步、游泳、慢跑、太极拳等。据研究证实，规律进行游泳和太极拳等运动，能够逆转动脉粥样硬化斑块，控制甚至减缓病情。

关于运动强度，有这样一个安全的公式：最高心率＝170 – 年龄。达到这样的强度就是理想的运动强度，又不会增加运动风险。

当然，运动对冠心病有益处，但是要适度。如果有严重的眩晕，或者心功能＞2 级的患者就不宜剧烈运动，可以选择散步。

六、这个习惯会让冠心病患者出现危险

以往大家总觉得冠心病是老年人才有的疾病，实际上，我国目前因为冠心病猝死的年轻人并不少见，在临床上接诊的冠心病患者中，甚至还有 20 多岁的年轻人。

冠心病是心脏疾病中较为常见的类型。提到冠心病，大家最容易想到的就是心肌梗死。确实，心肌梗死是冠心病最严重的一种情况，发作起来最为可怕，分分钟要人性命。

但是实际上冠心病除了心肌梗死这种可怕的情况，还会有很多别的危险情况。因为心脏是人体的血泵，血液循环一旦终止，也就意味着生命的结束。

每到春节的时候，对大家来说是团聚的时刻，可是对于医生来说，

思想的弦必须紧绷。因为，春节的时候经常有老年人突发心梗被送入医院。还有老人在夜间突发心梗猝死的，屡见不鲜。

这是因为，新年是一家人团聚庆祝的时刻，饭菜往往非常丰盛。老人家心情好加上小辈的敬酒、让菜，难免多吃多喝。在夜间，人体的血液流速会变慢，而饱食又会使大量的血液涌向胃肠来帮助消化，心脏就容易处于缺血状态，血液流速变慢，栓子脱落，从而堵塞血管发生心梗。

因此，冠心病患者严禁夜间饱食，以免诱发心梗、猝死。

冠心病突发心梗，如果抢救不及时，患者就会失去生命。但是，就算万幸抢救回来，也是喜忧参半。喜的是保住了性命，忧的是有很多心梗后遗症。

比如，心梗后常常并发心律失常，导致患者长期的心慌、胸闷等，其中较严重的多元性心律失常，是一种致死性心律失常；心梗后，有的患者心功能会受到影响，心功能下降，导致胸闷、气喘、不耐劳，甚至心源性休克。

心脏缺血超过一定时间就会导致心肌坏死，继而引起心肌纤维化，使心脏壁变薄形成室壁瘤，稍有不慎就有心脏破裂的风险；另外，还会有胸膜炎及其他脏器功能障碍等后遗症。

临床数据表明，冠心病心梗发作后，复发的概率有 8.7%～29.6%，还有一些患者心梗后容易诱发脑梗。

在临床中经常发生心梗患者在心内科住院，没几天又转入神经科，这就是心梗后继发脑梗。因为大脑和心脏都在血液循环的环路上，一旦一个部位出现问题，就会引起接连的其他问题。同样的道理，脑梗的患者，也有可能继发心梗。

因此，冠心病患者一定要注意防护，严格遵医嘱用药，定期复查，避免饱食、吸烟、酗酒、大的情绪波动等危险因素。因为一旦发生心梗，可能会并发诸多后遗症，降低患者的生活质量和生存时间，防护要放在第一位。

七、用缺血适应法，锻炼心脏

大家都知道心肌梗死，尤其是急性心肌梗死是会威胁生命的。近年来，心梗导致的猝死越来越年轻化，临床上 20 多岁的年轻人发生急性心梗的并不少见。

心脏的主要功能是泵血，靠心肌的收缩力将血液泵入血管，一部分营养心肌，另一部分维持人体各脏器组织的正常运行。这里就能看出，心脏功能的实现主要靠心肌，只有心肌细胞健康，才能维持心脏功能的正常。

心肌细胞不同于大腿、胳膊等部位，大腿等部位的肌肉属于骨骼肌，过于劳累之后容易疲劳，而心脏的肌肉属于平滑肌，不易疲劳，可以持续收缩，却无法再生修复，所以一旦心脏缺血，无法营养心肌，就会导致心肌细胞不可逆转地死亡。

心肌细胞死亡以后，原有部位会逐渐形成不能收缩做功的瘢痕组织，这部分的功能就会丧失，心肌的收缩就没有力量。现代医学较为发达，如果是小面积的心肌坏死，可以用体外培养祖细胞，再注入瘢痕组织使之活跃的方法修复心脏功能。

但是如果发生心梗的面积较大，导致心肌大面积死亡，心功能受损严重，就很难修复了。

什么情况会导致心肌细胞的死亡呢？最主要的因素就是缺血缺氧。

当心脏血管的某一部分发生阻塞，依靠该血管供血的心肌就得不到营养，心肌细胞由于营养输送的突然中断而发生细胞休克，不能正常工作，会有非常强烈的疼痛感，就是我们常说的"心绞痛"。

如果我们能及时抢救，恢复供血，休克的心肌细胞就能够被抢救回来，一般医学上认为，发病2小时以内是抢救的黄金时间，延误时间过长或者梗死面积过大都会导致心肌不可逆转的损伤，从而危及生命。

那么有什么办法知道自己的心脏功能是否强健呢？

主要可以通过心脏的听诊以及心脏超声检查来判断。因此，建议大家定期体检，及时了解自身状况。

日常生活中，可以进行一些良性干预，使心肌细胞强壮起来，延缓它的衰老和损伤。

医学研究证实，我们上肢、下肢的肌肉与心肌的关系密切。对于有心脏基础病的患者，在胳膊上实行缺血预适应，能够有效提高心肌对缺血缺氧的耐受力。

这种预适应我们自己在家就可以做。像平时量血压一样，用袖带绑缚一侧上臂，然后开始加压，直至该侧血流完全阻断，触不到脉搏，保持5分钟然后放松使之恢复血流，重复3次为一个治疗单位，每天做一个治疗单位即可。

这是因为上臂肌肉被认为制造缺血缺氧后，人体会自动地分泌一种保护性物质，来支援肌肉细胞对缺血缺氧环境的耐受和抵抗，这种物质回流到心脏就能提高心肌的抗缺氧能力，减少心脏不良事件的发生。

当然，缺血预适应疗法原则上来说可以在身体的任何一个肌肉丰厚处进行，但是其他部位不容易绑缚、完全阻断血流，而很多老年人存在下肢动静脉血栓，绑缚疗法并不安全，因此上肢是最理想的操作部位。

这里还要提醒一下，缺血预适应疗法的原理是阻断肌肉血流，因此，上肢肌肉越丰厚效果就越好，提倡大家适当有氧运动锻炼肌肉。在阻断上肢血流以后，会有发胀、发麻的感觉，这是正常的，请严格遵守时间，5 分钟就要恢复血流，以免造成损伤。

第三章
警惕身体发出的疾病信号

一、关于高血压

高血压患者的症状，往往因人、因病期而异。高血压患者早期多数没有症状或者症状不明显，而是在体格检查或由于其他原因测血压时发现。因此，在日常的生活中，我们要时刻注意高血压的危险信号：

第一，眩晕。眩晕是高血压最多见的症状。如果在生活中发现经常出现眩晕的症状，应及时去医院检查，避免耽误病情。

第二，头痛。头痛也是高血压常见症状，多为持续性钝痛或搏动性胀痛，甚至有炸裂样剧痛。通常发生在患病早期，患者多为青壮年人，头痛多局限于单侧或双侧的前头部及后头部，并伴有恶心、呕吐感。这可能是向恶性高血压转化的信号。

第三，心慌气短、耳鸣。高血压会引起心脏扩大、心肌梗死、心功能不全，这些都会导致心慌气短，有的患者伴有双耳耳鸣，持续时间较长的症状。

第四，肢体麻木。常见手指、脚趾麻木，手指不灵活。还有可能感觉异常，甚至半身不遂。一般经过适当的治疗后可以好转，但是如果肢体麻木较顽固，治疗时间一般都比较长。

第五，记忆力减退。在患病早期不易察觉，但是会随着病情发展而逐渐加重。具体表现为注意力分散，近期记忆减退，而对过去的事如童年时代的事情却记忆犹新。

第六，失眠。失眠是高血压较常见的症状。患者多表现为入睡障碍、早醒、睡眠不深熟、易做梦、易惊醒。

综上所述，当病人出现莫名其妙的眩晕、头痛或上述其他症状的时候，要考虑是否患上了高血压疾病，应及时到正规医院进行血压测量。如果已证实血压升高，则应趁早治疗，坚持服药，避免病情进一步发展。

二、关于低血压

低血压与高血压一样可诱发多种疾病，而且低血压患者的某些病症往往要比高血压患者更不易被觉察，因此，当出现下列信号时，人们应该高度警惕。

第一，病情轻微的症状。轻度低血压患者可有头晕、头痛、脸色苍白、食欲减退、疲倦乏力、晕车船等症状。

第二，病情严重的症状。重度的低血压患者可出现眩晕、四肢冰凉、心慌、气短、气急、发音含糊，甚至昏厥等。如果长时间不采取治疗，会诱发或加重阿尔茨海默病，头晕、昏厥、跌倒、骨折发生率大大增加。

如果是低血压患者轻者，无任何症状，无需药物治疗。主要治疗方法为积极参加体育锻炼，改善体质，增加营养。如果是重度的低血压患者，必须给予积极治疗，改善症状，提高生活质量，防止严重危害发生。尤其是老年人，低血压发生时会同时发生并发症，如缺血性脑卒中、心肌梗死等。

三、关于高脂血症

大量研究资料表明，高脂血症是诱发脑卒中、冠心病、心肌梗死、猝死的危险因素。此外，高脂血症也是加重高血压、糖耐量异常、糖尿病的一个重要危险因素。高脂血症还可导致脂肪肝、肝硬化、胆石症、胰腺炎、眼底出血、失明等病症。因此，我们必须高度重视高血脂的疾病信号。

高脂血症有时会出现黄色瘤。出现黄色瘤并不一定是高脂血症，但是如果同时出现黄色瘤、角膜轮则患高脂血症的可能性极大。

黄色瘤是一种异常的皮肤隆起，颜色为黄色、棕红色，多呈结节、斑块、丘疹状，质地较软。根据其形态、发生部位，一般可分为以下六种。

第一，结节疹性黄色瘤。发生部位为肘部、臀部等，颜色为橘色，主要见于家族性异常 β-脂蛋白血症。

第二，疹性黄色瘤。可见于身体任何部位，呈针头或火柴头状，颜色为橘黄或棕黄色，主要见于高甘油三酯血症。

第三，肌腱黄色瘤。主要发生在跟腱等处，呈圆形或卵圆形，常见于家族性高胆固醇血症。肌腱黄色瘤一般看不见，只有就诊时才能感觉到肌腱变厚。

第四，掌皱纹黄色瘤。多见于手掌等处，呈橘色，常见于异常 β-脂蛋白血症。

第五，结节性黄色瘤。多见于肘、膝、髋、踝、臀等身体内侧部位，呈圆形，早期较柔软，后期变硬，主要见于家族性异常 β-脂蛋白血症或家族性高胆固醇血症。

第六，扁平黄色瘤。色瘤中最常见的是眼睑内侧略呈黄色的小颗粒，称为"眼睑黄色瘤"，多见于眼睑周围，为橘色，质地柔软，也可见于面、颈、躯干和肢体，常见于各种高脂血症，但也见于血脂正常者。在老年人群中如果发现黄色瘤并不一定是高脂血症，但如果40岁以下的年轻人出现黄色瘤，就有能患有高脂血症，应该立刻做详细检查。

四、关于心律失常

因为心律失常不仅严重，而且比较高发，所以了解它的疾病信号十分重要。心律失常在发生时，通常有一定的症状，但是症状有轻重之分，部分患者也可无任何不适症状，仅在心电图检查中被发现。因此，从事飞行员、火车驾驶员等工作的人员，更应该格外注意，因为此病最常见的症状就是眩晕和昏厥。

一般来说，心律失常表现为一种突发的规律或不规律的心悸、胸痛、眩晕、心前区不适、憋闷、气促、手足麻木和晕厥，甚至神志不清。如果有以上症状，应警惕自己患了心律失常，及时到医院心血管科就诊，以免延误病情。

五、关于冠心病

冠心病贵在早发现，早治疗，不耽误治疗时间，所以了解冠心病的早期信号是非常必要的。

第一，下颌、下牙痛。专家们认为，下牙痛或下颌疼痛通常是冠心病发作的特殊信号。50岁左右的人，尤其是男性，下牙痛时，如果吃止痛药不起作用，仍然疼痛难忍，应考虑是否患有冠心病。

第二，耳垂皱褶。研究发现，患冠心病的人的耳垂上差不多都有一条皱褶，这与健康人群相异。所以，中老年人若发现耳垂处有连贯的、明显皱褶的纹路，并伴有胸闷、心前区疼痛时，应警惕冠心病的可能性。

第三，阳痿。医学研究发现，心脏病患者中阳痿的发病率比健康人高，其中完全阳痿的高达20%左右，所以，男性若出现阳痿，就有可能与心脏病有关，应及时检查。

第四，老年环。有些老年人的眼球角膜（即黑眼珠）靠近巩膜（即白眼珠）的边缘有一圈灰白色或白色的混浊环，宽1～2毫米，被称作老年环。医学研究发现，老年环是动脉硬化的信号。

以上都是医学的最新发现，关于冠心病的症状，我们还可以从以下几点了解。

1.饭后或看惊险片时出现胸痛、心悸。

2.睡眠平躺时，感到胸闷、出不来气，用高枕卧位，则感到舒适或坐起、站立则可缓解症状，熟睡时突然感到胸痛、心悸、呼吸困难。

3.怕吵，听到噪声后，便心慌、胸闷。

4.干体力活时，出现心悸、胸闷、气短等症状，休息时便可缓解。

5.疲劳、过度紧张时，胸骨后或心前区出现紧缩样疼痛或闷痛，并向左上臂、左肩放射，持续时间一般约为5分钟，休息后自行缓解。

六、关于糖尿病

糖尿病其实属于一种我们常说的"富贵病"，并且大多数糖尿病都会导致并发症，对患者生命造成严重的威胁，所以发现糖尿病的早期信号对防治糖尿病来说至关重要。

第一，遗传。有专业的医学研究结果表明，糖尿病有明显的遗传倾向，而且父母将诱发糖尿病的基因遗传给下一代的概率非常高，他们当中只要有一人患病，其子女的发病率就会比正常人高出3～4倍。

第二，手足麻木。如果你发现自己经常出现手足麻木、疼痛、有烧灼感等症状，或走路像是在踩棉花的感觉，那么你就应该立即到医院做一下相关的检查了。

第三，排尿困难。有近21.7%的男性糖尿病患者会出现排尿困难的症状，因此一旦中老年人出现了排尿问题，就应该考虑一下患有糖尿病的可能性。

第四，腹泻、便秘。糖尿病患者多数都会并发顽固性腹泻或者便秘。如果你患有不明原因的腹泻或者便秘且久治不愈，也应考虑患有糖尿病的可能性。

第五，肥胖。据有关研究表明，女性若出现上体肥胖，而且腰围与臀围的比值大于0.85，那么糖尿病的发病率比正常女性要高出8倍。

第六，性功能障碍。糖尿病女性患者发生性功能障碍的概率约为35％，而男性糖尿病患者当中有高达60％以上的人患有程度明显的阳痿，另外，糖尿病女性患者中发生阴道及泌尿系统慢性感染的也比较常见。

第七，皮肤瘙痒。糖尿病大多会导致皮肤瘙痒的症状，而这种皮肤瘙痒往往折磨得患者整夜都难以入睡，有7％的糖尿病患者会发生全身或局部皮肤干燥、脱屑以及剧烈瘙痒，而女性以外阴瘙痒最为显著并且程度严重。如果在你使用止痒、杀菌药物毫不起效时，应考虑患有糖尿病的可能。

第八，眼睛病变。糖尿病患者的眼睛变化具体有三种表现：瞳孔缩小、短期内视力明显下降、诱发白内障。

七、关于痛风

一般在痛风发作之前都会有明显的征兆，而且这些信号通常可分为三个时期，具体如下：

第一，发作期。

1.痛风的患者多在夜间突然病情发作，关节部位会发生剧烈疼痛，发病部位的皮肤会出现肤色暗红、红肿灼痛的情况，并且压痛明显，关节活动也受到一定程度的限制。

2. 大拇趾跖趾关节是发病最多的部位，手脚小关节、踝、膝等关节的发病率次之。肩及髋关节则极少受到波及。

3. 患者在发病的同时，还有可能会有发热、畏寒、头痛、疲乏无力、食欲不振等全身症状。

4. 急性痛风的发作症状通常会持续几天到几星期不等，然后才会渐渐消退。

第二，间歇期。

1. 在痛风患者的所有症状消失后，发病的部位会出现皮肤脱皮发痒的症状。

2. 患者在急性发作之后便进入了间歇期，间歇期可为时若干个月或好几年，其时间的长短不固定，间歇期之后将会出现第二次发作。

第三，慢性期。

1. 一旦痛风患者进入了慢性期后，关节疼痛的情况将反复发作，而且两次发病之间的间隔会逐渐缩短，受累关节也会逐渐变形，并逐步失去正常的运动能力。

2. 发病处会逐渐形成痛风石，即尿酸盐结晶沉着物，一般结晶如米粒大小，重症者可能会大如绿豆。这样的尿酸盐结晶一般出现在耳廓上的耳轮或对耳轮部、肘后、手脚小关节周围。最为严重的痛风石周围还可能会出现发炎、破溃的现象。

此外，晚期的痛风患者还常常会出现如肥胖症、高血压、动脉粥样硬化心脏病、脑血管病，以及糖尿病等一系列的病症，这时的痛风患者应该及时治疗，否则会威胁到生命。

第四章
学会应对心脏突发情况

一、无痛的心肌梗死更可怕

提到心肌梗死（俗称"心梗"），大家比较熟悉，都知道心梗的急性发作非常危险，也都知道心梗会有一种典型的疼痛。

心梗的疼痛是一种透壁样的压榨性疼痛，像心脏被攥紧了一样，疼得透不过气，患者甚至有强烈的濒死感。但是我经常告诉患者，能够感到疼痛是一件幸运的事，这其实是一种信号，我们可以通过疼痛知道需要采取措施、赶快去医院。

但是这个世界上有这样一群人，发生心梗却没有疼痛感。而且临床上还经常可以见到这样的病例。

有一位 60 岁的大爷，去参加朋友婚礼，因为高兴就多吃多喝，回到家以后开始觉得不舒服，腹泻、恶心、呕吐，还出很多的汗，有点儿心慌，家人以为他吃了不干净的东西得了胃肠炎，找了胃药让大爷服用。

可是吃了药还是不管用，症状越来越重，最后被家人送到了急诊，到医院的时候大爷的面色苍白，甚至有点儿青紫了，赶紧做了心电图，诊断为急性心肌梗死，幸亏已经送到了医院，经过抢救保住了性命。

这种就是无痛性心梗，那么什么样的人会发生这样的无痛性心梗呢？

首先，我们来了解一下，人体为什么会产生疼痛。疼痛是身体的一种信号，提醒我们身体某些地方出了问题，而表达的途径就是我们的神经系统。

人体除了头发、指甲等角化的部位，其他地方都有感觉神经，这些感觉神经能将触觉、温度觉、痛觉等感觉传递给大脑，由此人能够感知外界。

内脏的感觉神经属于自主神经，就是有自己的运动节律，不受意识的支配。那么，一旦自主神经系统发生问题，就会表现为血压忽高忽低、心率的快慢受影响、胃肠道的反应等。

心脏的神经就是自主神经，正常情况下，当心脏出现问题，就由心脏的自主神经将疼痛的信号传递至大脑，大脑接收到信号以后，赶快以疼痛的觉知表达出来，提醒我们心脏出问题了。而有一部分人因为某些原因导致自主神经受到损伤，一旦发生心梗，就可能表现为无痛性心梗。

据统计，全世界大约有 11.6% 的人，机体不能及时有效地表达疼痛，这群人一旦发生心梗，有 40% 表现为无痛性。

这就提醒我们要牢记无痛性心梗的症状。除了腹痛、腹泻、恶心等胃肠道的症状以外，还有一些常见的隐匿症状和伴随症状，如嗓子疼、肩膀痛、牙痛、下颌疼等，甚至没有疼痛，只是稍微有点儿心慌。

但是，不是出现这些症状就都是心梗，通常还会伴随浑身发抖、大汗淋漓、面色苍白等。

我常告诉患者这种心梗更可怕，发作时没有疼痛信号，很容易就会耽误抢救时机。希望大家能够记住这些无痛性心梗的症状，并且分享给身边的人，尤其是对本来就有心脏问题的亲人朋友，更要给予足够的关心。

二、这类人要格外小心无痛心梗

心肌梗死是一种有剧烈、明显疼痛的急性重症。但是我经常告诉患者，心梗不一定都会有剧烈的疼痛，还有一部分人的心梗表现为无痛性。

正因为这种无痛性心梗没有明显的疼痛，很容易被人忽视从而耽误救治，所以才是最危险的。

无痛不代表心脏没有受损，而是因为传导心脏感觉的自主神经出现了问题，导致心脏的疼痛信号不能及时、明确地传达入脑，由此发生了不易被察觉的无痛性心梗。

无痛性心梗主要的隐匿症状有腹痛、嗓子疼、肩膀痛、牙痛、下颌疼等，甚至没有疼痛，只是有点儿心慌。还会伴随浑身发抖、大汗淋漓、面色苍白等症状。

正因为无痛性心梗发病隐匿，一旦发生，绝大多数都已经错过了最佳抢救时机，那么在发病之前，有没有什么信号会更早地提示我们呢？

其实是有征兆的。无痛的发生是因为自主神经受损，我们判断自己是否存在自主神经的损害即可。

心脏的自主神经主要负责心脏的自主跳动、维持正常的血压。所以，当自主神经出现问题，可以表现在心跳上。出现静息时的心动过速，通常没有剧烈运动，心情也很平静，但心率大于 90 次 / 分钟，甚至达到 120 次 / 分钟。

其次，表现在血压上，出现直立性低血压，平卧时血压明显大于直立时血压。

再严重的是，自主神经不能维持正常的心率，还会出现恶性心律失常，甚至猝死，这些都是自主神经受损的表现。当表现出以上症状，就要提高警惕，结合症状，及时察觉异常。

自主神经的损伤与一种基础疾病密切相关，这种疾病就是糖尿病。糖尿病患者的高血糖状态长期存在，逐渐影响神经微血管，导致神经内膜缺血缺氧，逐渐受损，丧失功能。

糖尿病引起的神经系统病变是广泛多样的，主要累及周围神经、自主神经、颅神经，从而引起很多问题。其中自主神经功能障碍高达 40%，可表现为心血管、胃肠、泌尿生殖等多系统症状，并且预后较差。

另外，糖尿病的高血糖状态对血管内皮的损伤是严重的，所以糖尿病患者本身就容易并发心脑血管疾病，而一部分患者同时伴发自主神经功能障碍，从而不易察觉、隐匿起病，一旦发病非常危险。

所以，糖尿病的患者一定要积极配合治疗，控制血糖，定期复查，延长病程，减少并发症。同时，更要关注自己，一旦出现无痛性心梗的征兆，及时就医，以免耽误救治。

三、心梗发作时的救命方法

在日常生活中能够诱发心梗的因素有很多，如果您在平常的生活中不注意就会面临突发心梗的风险。急性心梗的发作十分迅速和凶险，面对心梗的发作我们要做到的就是与时间赛跑，阻止心梗病情加重，若抢救及时，心肌就不会面临坏死的情况。

前几天在医院收治一名突发急性心肌梗死的患者，由于该患者是冠状动脉下面较细小的分支闭塞，并且送治得比较及时，在及时溶栓、扩冠等的治疗下，挽救了这名患者的心肌，他的心肌并没有出现大面积的坏死。

那么在日常生活中，如果我们遇到突发心梗该怎么办呢？接下来的内容需要冠心病患者与家人一同学习。

我们知道心绞痛发作时会由于难忍的疼痛令人立刻止步，那么当急性心肌梗死出现时，这种胸痛彻背、背痛彻胸的剧烈疼痛更让人无法承受，有的患者由于冠状动脉正好是比较粗的，可以为心肌提供血氧的范围较广。当这样的冠脉分支出现闭塞就会累及面积较大的心肌，反映到患者的身上后剧烈的疼痛会使发病患者出现晕厥，更严重的甚至使人休克。

当患者急性心梗发作后，并没有出现晕厥或休克时，我们做到以下3点就会挽救患者濒临坏死的心肌。

1. 迅速找到最舒适的体位

令患者平躺或者坐下，找到最舒服的位置，避免加重心脏负担。

2. 立刻嚼服阿司匹林

突发心梗后舌下含服三硝酸甘油酯是不会起作用的，此时我们要做的是立刻服用阿司匹林肠溶片，防治血小板聚集，缓解冠状动脉闭塞程度，嚼服是为了让阿司匹林快速被人体吸收。

3. 拨打 120 寻找合适医院

突发心梗后找救治医院有两大要素，一是这个医院有条件进行溶栓或手术，二是选择最近的医院。若医院选择失误往往会耽误心梗患者的黄金救助时间。

当患者由于疼痛而昏过去时，用手指甲掐压患者人中穴五秒，仍无反应表示意识丧失，那么身边的家人就要学习以下的救治方法。

首先小心使患者躺平，迅速找到心脏跳动的位置。心脏大概位于人体左乳头下稍偏左 0.5 cm 的位置。将您的左手掌平放于胸前，掌心对准患者胸骨正中下段的部位，两乳头连线中点。右手呈握拳状，拳眼向上，用最大的力度快速有力猛烈捶击左手背。

若是短暂晕厥的患者一般在猛力敲击 3 下后便会苏醒过来。若敲击 3 下之后仍然不见患者苏醒，而此刻救护车还没到来，就需要做进一步的急救措施。

心肺复苏操作A、B、C三步法：

A：开放气道

使患者仰头抬颌，注意清除口腔异物，用耳贴近口鼻，如未感到有气流或胸部无起伏，则表示已无呼吸。

B：口对口人工呼吸

在保持患者仰头抬颌的前提下，施救者用一手捏住患者鼻孔，然后深吸一大口气，迅速用力向患者口内吹气，然后放松鼻孔，每按压心脏30次，口对口人工呼吸2次。

C：胸外按压

双手掌根重叠，手指向上翘起，用掌根力量进行按压，按压位置为胸骨正中下段的部位。按压时保持上半身挺直，以臀部为轴，用整个上半身的重量垂直下压，注意胳膊肘不能弯曲。

医生提示：以后冠心病患者出门，不要只带三硝酸甘油酯，也要时刻带着阿司匹林以防万一。另外，不要单独出门，最好有家人陪伴。

四、有些胸痛不一定是心脏病

当你胸痛的时候你会想到什么？我想基本上所有人第一时间都会认为是自己的心脏出现了毛病。但我想说仅凭胸痛来心内科就诊的患者可能也不是心脏存在问题。

从胸前的皮肤到心脏，这之间穿越了肌肉、骨、肋间神经等。这之间任何一个环节出现了问题，都有可能让你出现胸痛，让你以为是心脏出现了毛病。

下面我来说说以下不是心脏病产生的胸痛。

1. 带状疱疹

带状疱疹的发病部位不固定，如果带状疱疹发生在胸前一带，发病时就会在胸前出现阵发性的灼痛或刺痛。

2. 肌肉、骨头、关节疾病

胸肌的劳损、颈椎病、胸椎病、肩关节及周围韧带的病变均可出现类似心绞痛的症状，但这些病变都有局部的压痛，而真正的心绞痛是不会因为你的按压而出现疼痛的，并且引发这些疼痛的常常是某些特定的动作。

3. 肋间神经痛

当肋间神经炎波及范围正好在你的心前区部位，此时你可能会感到胸前区的疼痛。但肋间神经炎的疼痛与心绞痛是有区别的。肋间神经炎的疼痛常常会沿着你的肋间分布，并且它的疼痛多是持续不缓解的刺痛或烧灼般的疼痛。当你用力呼吸或者咳嗽甚至转动身体时会加重你的疼痛。

4. 自主神经功能紊乱

随着人们生活压力的增加，焦虑、抑郁、不安等情绪会导致你的自主神经功能紊乱。当自主神经紊乱就会出现类似心绞痛的症状。患者常常表现为：在左乳房心尖部附近有短暂的刺痛或者是持续几小时的隐痛，这种疼痛常常出现在劳累之后，而不是在劳累的当时，并且含服三硝酸甘油酯不会缓解。当患者做一些轻体力劳动反而会觉得舒服。常常伴有叹息、失眠、乏力等症状。

【医生提示】

除了以上提到的疾病，还有许多其他的疾病也会出现胸痛的症状，所以如果出现了胸痛不要惊慌，不要轻易断定自己心脏出现了问题。

另外，在此我向大家明确一下，真正的心绞痛应该是什么样的。

典型的心绞痛出现在心前区，疼痛的特质是患者的胸前感觉到压迫、紧缩、憋闷，这些症状不会因为你的按压出现加重或者减轻，疼痛短暂持续 3～5 分钟，疼痛出现在劳累的当时，而非劳动过后。服用三硝酸甘油酯后，疼痛会明显缓解或消失。

第五章

拥有干净的血管，血液才能畅行无阻

一、血管家族成员多

身体里的血管家族有很多分支，有动脉、静脉和毛细血管，动脉和静脉是输送血液的管道，毛细血管是血液与组织进行物质交换的场所，动脉与静脉通过心脏连通，全身血管构成封闭式管道。其中，动脉是运送血液离开心脏的血管，从心室发出，有很多分支，最后移行于毛细血管；而静脉是导血回心的血管，起于毛细血管，止于心房。

动脉

主动脉：管壁弹性纤维多，弹性大，能够促进心室射出的血向前流动。如果我们把心脏比喻为泵血的泵，主动脉则为二级泵。

小动脉：管壁平滑肌较发达，在神经体液调节下，可收缩或舒张，改变管腔的大小，影响局部血流阻力。

静脉

静脉的功能是将身体各部位的血液导回心脏，起始于毛细血管。

毛细血管

体内新旧物质的交换场所，主要从静脉血液中吸收氧气与营养物质，排出二氧化碳、代谢废物。

毛细血管管径最细、分布最广，全身毛细血管单根排列的长度可以绕地球赤道 4 圈！分支间互相吻合成网，有利于血液与组织、细胞之间进行物质交换。

二、血液的组成

血液的大部分由水分组成，水至少占 60%。血液经离心后，分成明显的三层：最上层是较清澈的血浆，占 50%～60%，血浆 90% 以上都由水组成，其他包括一些血浆蛋白、电解质等物质；中层一小部分是白细胞及血小板，最下层是红细胞，两者总和占 40%～50%。

血浆

血浆是血液的重要组成部分，作用是运输血细胞以及维持人体所需物质和体内产生的废物等，呈淡黄色。血浆除水分外，其他物质包括血浆蛋白、电解质、营养素、酶类、激素类、胆固醇等成分。

血细胞

血细胞包括红细胞、白细胞和血小板，各自有不同的特征和功能。

血管中流动的红细胞呈双凹圆盘状，中央薄，周缘厚，能携带氧气和部分二氧化碳，有一定的弹性和可塑性，在通过毛细血管时可以改变形状。当红细胞衰老后，其机能活动和理化性质都退化，如酶活性降低，血红蛋白变性，细胞膜脆性增大。

成熟红细胞无细胞核，也无细胞器，胞质内充满血红蛋白（男性 $120 \sim 160 \, g / L$，女性 $110 \sim 150 \, g / L$），正常成人每毫升血液中红细胞数的平均值，男性 $4 \times 10^9 \sim 5.5 \times 10^9$ 个，女性 $3.5 \times 10^9 \sim 5.0 \times 10^9$ 个，红细胞数目会因人而异，一般婴儿高于成人，运动时多于安静状态等。

不同白细胞的"任务"不同。嗜酸性粒细胞是"特种兵"，能够结合体内的抗原，引起过敏反应，预防寄生虫侵袭。嗜碱性粒细胞是"调节员"，能够对抗嗜酸性粒细胞过多，参与脱敏反应。中性粒细胞是"先遣兵"，出现伤口时最先到达伤口，引起炎症反应，保护伤口。淋巴细胞是"狙击手"，能够制造抗体，是免疫系统的功臣。单核细胞是"预备员"，必要时可被激活、消炎。

血小板

血小板是由骨髓内的巨核细胞胞质脱落形成的，体积非常小，直径在 $2 \sim 3 \, \mu m$，呈双凸盘状，常成群聚集。当受到刺激时，血小板会伸出伪足，呈不规则形。

血小板在血液中的含量是（$100 \sim 300$）$\times 10^9 / L$，寿命 $1 \sim 2$ 周。其作用是：当血管内皮受损或破裂时，它会迅速激活、黏附和聚集在破损处，然后形成血栓，堵塞破损血管，发挥凝血止血功效。

三、血液的功能

运输作用

血液最重要的功能就是"搬运"：包括氧气、二氧化碳、营养物质、激素、代谢废物等。血液的运输功能主要靠红细胞完成。

人体从肺吸入的氧气以及由消化道吸收的营养物质，都依靠血液的"搬运"，然后才能到达全身各组织。另外，人体内的各个组织代谢会产生新的物质，如二氧化碳与其他废物等，它们也要通过血液，被"运到"肺、肾等器官，然后被排出体外。这对保证身体正常代谢至关重要。

止血作用

血液本身也有止血功能，而血液的凝固对血管也有一定保护作用。如前面所述，这主要是血小板的"功劳"。

缓冲作用

血液中有相应的缓冲系统，可对进入血液的酸性或碱性物质缓冲，保证血液的pH不发生较大波动，这对维持体液稳定、组织器官正常功能十分重要。

血液中最主要的缓冲对是$NaHCO_3 / H_2CO_3$，其比值为 20∶1，维持血液正常pH。

除了体液缓冲之外，血液还可通过缓冲来调节体温。

防御功能

血液的防御功能主要体现在白细胞上。白细胞能吞噬并分解外来的微生物和体内衰老、死亡的组织细胞。

体液调节功能

人体内的腺体分泌的激素会直接入血，通过血液输送到相应的靶器官，继而发挥其生理作用，血液在其中起着"媒介"的作用。当然，酶、维生素等物质也要通过血液传递才能发挥相应调节作用。

体温调节作用

天气炎热时，血管扩张，很多血液会流到身体的表面，去散发体内多余的热量。

天气寒冷时，血管收缩，热量的散发变少，以保持体温不至于过低。

四、血液的"旅行"

血液在人体的心脏和血管内流动，前者像水泵，后者像流水管道一样，将血液输送到全身各处，供应各个细胞、组织、器官等使用。在这个运输的过程中，有各种营养物质、氧气、二氧化碳等成分的利用和转化，组成了人体内的血液循环渠道，像一个循环池一样，时时刻刻进行着能量、物质的运输和利用。

人体内的血液循环是封闭的，这个封闭的系统由两个分支组成：一个相对较大，被称为体循环；另一个相对较小，被称为肺循环，他们"两兄弟"构成了人体的血液双循环模式。体循环起始于左心室，肺循环起始于右心室。心脏有四个腔，上下相通，左右不同。

体循环

当心室收缩时，含有较多的氧及营养物质的鲜红色血液（动脉血）自左心室输出，经主动脉及其各级分支，到达全身各部的毛细血管，进行组织内物质交换和气体交换，血液变成了含有组织代谢产物及较多二氧化碳的略紫色血液（静脉血），再经各级静脉，最后汇入上、下腔静脉流回右心房。如上路径的血液循环称为体循环，又称大循环。体循环的主要特点是路程长，流经范围广，以动脉血滋养全身各部，而将代谢产物和二氧化碳运回心脏。

肺循环

从右心室将含氧少而含二氧化碳较多的静脉血，经由肺动脉，至肺泡周围的毛细血管网，在此与肺泡进行气体交换，即静脉血放出二氧化碳（由肺呼出体外），同时经过吸气自肺泡中摄取氧，于是将暗红色的静脉血，变为鲜红色的动脉血（含氧多，含二氧化碳少），经由各级肺静脉，最后注入左心房。如上路径的血液循环称为肺循环，又称小循环。肺循环的特点是路程短，只通过肺，主要是使静脉血转变成含氧丰富的动脉血。

冠脉循环

冠脉循环是为了给心脏自身提供其所需要的营养物质和氧并运走废物的。是血液直接由主动脉基部的冠状动脉流向心肌内部的毛细血管网，最后由静脉流回右心房的一种循环。

很多人都认为静脉里面都是静脉血，动脉里面都是动脉血，其实不是的。动、静脉血的区分跟血液在哪个血管中没有直接关系，通常，血液和组织细胞间发生气体交换后，动脉血就变成静脉血；血液和肺泡进行气体交换后，静脉血会变成动脉血。人体肺静脉中流的就是动脉血，而肺动脉中流的是静脉血。

五、教你看懂血液检查化验单

血常规检查是临床上最基础的化验检查之一。血常规用针刺法采集指血或耳垂末梢血，经稀释后滴入特制的计算盘上，再置于显微镜下计算血细胞数目。现在，血常规的检验基本是由机器检测。将采取的抗凝全血注入 5 mL 的真空采血管，摇匀后去掉密封上盖，将样本放到采血针下吸样，仪器显示结果后打印。

血常规检查项目包括红细胞、白细胞、血红蛋白及血小板数量等。血常规化验单上的常用符号：**RBC**=红细胞，**WBC**=白细胞，**Hb**=血红蛋白（血色素），**PLT**=血小板。

通过血常规检测，可发现许多全身性疾病的早期迹象，可帮助诊断人们是否发生贫血，是否有血液系统疾病，还可反映骨髓的造血功能等。

正常参考值在化验单的右侧都会注明，查出来的结果，除有数字外，还有符号"↑"和"↓"表示比正常参考值高或是低。

【血常规检查注意事项】

（1）进行血常规检查前一周内，避免暴饮暴食、大量饮酒及食用辛辣刺激的食物。

（2）采血部位要清洗干净（通常为上耳垂、中指或无名指的指尖），等干燥后进行采血。如果天气寒冷，可先将局部搓热后再采血。

（3）检查前三天避免重体力劳动、剧烈运动和高度紧张的脑力劳动，保持心情放松，注意休息。

（4）检查前一天的晚餐要早，晚上8点到第二天早上不能进食和饮水，早餐也不要吃，直接去体检中心进行检查。

（5）检查前，先休息10～15分钟，然后再进行检查。

红细胞计数（RBC）

是指单位体积血液中所含的红细胞数目。

【正常参考范围】

新生儿：（6.0～7.0）×10^{12}／L

婴儿：（5.2～7.0）×10^{12}／L

儿童：（4.2～5.2）×10^{12}／L

成人男性：（4.0～5.5）×10^{12}／L

成人女性：（3.5～5.0）×10^{12}／L

【临床意义】

（1）生理性变化：①增多见于精神因素（冲动、兴奋、恐惧、冷水浴刺激，均可使肾上腺素分泌增多）、红细胞代偿性增生（气压低，缺氧刺激，长期多次献血）；②减少见于妊娠期、6 个月~2 岁婴幼儿生长发育迅速时期，造血原料相对不足，造血功能减退。

（2）病理性增多见于频繁呕吐、出汗过多、大面积烧伤、血液浓缩、慢性肺心病、肺气肿、高原病、肿瘤以及真性红细胞增多症等。

（3）病理性减少：①红细胞生成减少，见于白血病等病；②破坏增多，见于急性大出血、严重的组织损伤及血细胞的破坏等；③合成障碍，见于缺铁、维生素B_{12}的缺乏等。

血红蛋白（Hb）

是红细胞的主要组成部分，承担着机体向器官、组织运输氧气和运出二氧化碳的功能。其增减的临床意义基本上与红细胞增减的意义相同，但血红蛋白能更好地反映贫血的程度。

【正常参考范围】

男性：120~160g／L

女性：110~150g／L

新生儿：170~200g／L

【临床意义】

其增减的临床意义基本上同红细胞计数，但血红蛋白能更好地反映贫血的程度。贫血按严重程度可分为：极重度贫血，Hb≤30 g／L；重度贫血，Hb在 31~60 g／L；中度贫血，Hb在 61~90 g／L；轻度贫血，Hb在>90 g／L与低于正常参考的下限之间。

红细胞比容（HCT）

是指抗凝血液在一定条件下离心沉淀，而测出红细胞在全血中所占体积的百分比。

【正常参考范围】

男性：40% ~ 50%

女性：35% ~ 45%

【临床意义】

（1）增高多见于大面积烧伤、连续呕吐、腹泻、脱水等。

（2）降低见于失血后大量补液及贫血患者。

白细胞计数（WBC）

白细胞计数指计数单位体积血液中含的白细胞数目。正常的外周血液中常见的白细胞有中性粒细胞、嗜酸性粒细胞、嗜碱性粒细胞、淋巴细胞和单核细胞。

【正常参考范围】

成人：（4.0 ~ 10.0）× 10^9 / L

新生儿：（15.0 ~ 20.0）× 10^9 / L

【临床意义】

（1）生理性白细胞计数增高见于剧烈运动、进食后、妊娠期、新生儿时期。

（2）病理性白细胞增高见于急性化脓性感染、尿毒症、白血病、组织损伤、急性出血等。

（3）病理性白细胞减少见于再生障碍性贫血、某些传染病、肝硬化、脾功能亢进、放疗化疗等。

白细胞分类计数（DC）

是指对不同类型的白细胞分别计数并计算其百分比。

【正常参考范围】

中性粒细胞N：0.5～0.7（50%～70%）

嗜酸性粒细胞E：0.01～0.05（1%～5%）

嗜碱性粒细胞B：0～0.0l（0～1%）

淋巴细胞L：0.20～0.40（20%～40%）

单核细胞M：0.03～0.08（3%～8%）

【临床意义】

（1）中性粒细胞：中性粒细胞为血液中的主要吞噬细胞，在急性感染中起重要作用。其增减的临床意义与白细胞计数相同。

（2）嗜酸性粒细胞：①减少见于伤寒、副伤寒、大手术后、严重烧伤、长期用肾上腺皮质激素等；②增多见于过敏性疾病、皮肤病、寄生虫病，一些血液病及肿瘤，如慢性粒细胞性白血病、鼻咽癌、肺癌及宫颈癌等。

（3）嗜碱性粒细胞：①减少见于速发型过敏反应如过敏性休克，用药见于肾上腺皮质激素使用过量等；②增多见于血液病如慢性粒细胞白血病、创伤、中毒、恶性肿瘤、过敏性疾病等。

（4）淋巴细胞：①减少多见于传染病的急性期、放射病、细胞免疫缺陷病、长期应用肾上腺皮质激素后或接触放射线等；②增多见于传染性淋巴细胞增多症、结核病、疟疾、慢性淋巴细胞白血病、百日咳、某些病毒感染等。

（5）单核细胞增多见于传染病或寄生虫病、结核病活动期、单核细胞白血病、疟疾等。

血小板计数

【正常参考范围】

（100～300）× 10^9／L

【临床意义】

（1）血小板计数增高见于急性大失血和溶血后急性感染、真性红细胞增多症、出血性血小板增多症、多发性骨髓瘤、慢性粒细胞性白血病及某些恶性肿瘤的早期等。

（2）血小板计数减低：①骨髓造血功能受损，如再生障碍性贫血、急性白血病；②血小板破坏过多，如脾功能亢进；③血小板消耗过多，如弥散性血管内凝血等。

六、血管有弹性，血液清洁，身体才年轻

人体的全部血液供应中有 1/2～2/3 被分配到皮肤中，可供给皮肤、毛发等所需要的养分，帮助代谢废物和毒素。皮肤的血管来自皮下的大型动脉，在皮下组织和真皮之间形成血管网，并可接通毛发、毛囊和皮脂腺。

面部的皮肤血液循环顺畅，会促进面部的新陈代谢，随之，细胞、组织会得到充分的滋养，废物会减少对皮肤的"损坏"，有助于增强皮

肤弹性，保持皮肤的健康。

靠化妆品只能保持脸部表面清洁，而皮肤内部的清洁必须要靠血液的清洁。血液清洁了，皮肤自然嫩滑，没有瑕疵。如果皮肤有了瑕疵，多数是因为血液不清洁。因此，可从食物上多留意，以达到清洁的效果。

想要皮肤红润、光滑，清洁的血液和有弹性的、顺畅的血管是必不可少的。其作用是化妆品不可比拟的。

身体各个器官、组织、细胞所需的氧气、营养物质都是靠血液来提供的，血液是养料工厂，没有了养料，器官就难以维持其"青春"和"活力"，就像没有养料和水分的植物一样，会加速死亡。

血液要保持年轻，需经常清理其中的垃圾，同时还要补充足够的营养，包括蛋白质、水分、维生素、矿物质等。

说到衰老，记忆力下降现象是非常值得一提的，但是，这种神经系统的衰老表现同样与血液相关。清洁的血液加上通畅的血管，能防止记忆力提前衰老哦！

第六章

血管和血液异常，身体最先知道

一、血管"生病"的身体信号

身体某部位出现水肿

导致机体出现水肿的原因很多，水肿的本质是细胞与细胞之间的间质组织里面蓄积了过多的水分。如果一个人的毛细血管出现了问题，毛细血管里面的水分流不到细胞里面，这样水分会停留在中间，最终导致水肿的出现。这种情况通常出现在肾脏疾病。一般通过医院的检查就能判断。

哪些人容易出现水肿呢？

1. 穿着过于紧身，爱穿高跟儿鞋的人。

2. 长时间坐着的人，如办公室职员。

3. 工作量大、过度疲劳的人。

4. 睡眠不好的人。

5. 宵夜吃得较咸的人。

当然，对这些人群，解决水肿的方法就是改变生活方式。

如果一个人心脏功能不好，血液循环就会受到很大影响，腿部很容易出现水肿，如心功能不全的患者可能出现双手的水肿。由于心脏疾病导致水肿，可能是心功能衰竭的表现。

在这种情况下，患者通常伴有心脑血管疾病，如高血压、冠心病等，如果患过心肌梗死，有体力活动时呼吸短促。这时，患者需住院治疗。

除心血管疾病外，患有肾脏疾病、肝脏疾病、甲状腺功能减退、服用某些药物（如钙通道阻断剂等）、经常长时间站立工作的人等，也会出现不同程度、不同部位的水肿。这些情况需要进行不同的治疗，如因为疾病引起的水肿，需去医院治疗；因为药物引起的水肿，需暂时停止服用药物。没有器质性心、肾疾病的女性也常有下肢肿。

去医院检查，心、肝、肾、甲状腺等都没有问题，但有明显的水肿，这种情况不少见，被称为"特发性水肿"，这是一种无害性水肿，常见于特殊的人群，如育龄期的女性（尤其是肥胖的人）。

记忆力下降，痴呆

和别人聊天，经常话到嘴边了，却怎么也说不出来了；突然记不清朋友的名字了……

这些情况会发生在一些人的身上，我们称为健忘症，过后会重新记起来。还有一些人则表现为痴呆，不记得的东西怎么也记不清了，两者有程度上的区别。但是，这跟血管和血液有关吗？当然有！

如前面所说，大脑不能储存能量，必须每时每刻由血液运输提供能量，来保证其正常的功能，包括记忆和理解功能。试想一下，如果血液循环不畅，提供给大脑的氧气、营养物质、能量就会大打折扣，肯定会影响大脑的工作，这样一来，记忆力下降、健忘甚至痴呆都有可能出现。

张先生今年 60 岁，有高脂血症 15 年。前不久，张先生被疑患有阿尔茨海默病，家人将其送入医院治疗。经医生详细检查和危险因素的评估，张先生被确认患有高脂血症和阿尔茨海默病。后来医生开了降脂药，并嘱家属督促张先生及时吃药，平时要多跟老人交谈，帮助老人回忆一些往事。

研究发现，阿尔茨海默病与血液中的血脂、胆固醇及血压都有很大的关系。另外，动脉硬化、脑卒中等血管疾病会促使阿尔茨海默病发生。

临床上，由缺血性脑卒中、出血性卒中和一些脑血管疾病（造成大脑记忆、认知和行为等区域血流量减少）所致的严重认知功能障碍综合征，叫血管性痴呆。

由此可见，血管、血液疾病也会导致痴呆的发生。另外，高龄、吸烟、复发性脑卒中史和低血压者等易患血管性痴呆。

研究发现，阿尔茨海默病的患病率，男女比例为 7∶26，女性远远高于男性。原因在于，老年的女性大脑中的雌激素含量很低，或与女性寿命比男性长有关。

另外，女性情绪波动大，容易失眠、焦虑和抑郁，这些原因在一定程度上会影响大脑的功能，加速痴呆的进展。

大豆异黄酮具有弱雌激素活性，可弥补更年期妇女因绝经而减少的雌激素，有助于缓解绝经后雌激素水平下降引起的记忆力下降、情绪易变等症状。

时常出现头痛、头晕

头痛是人类常见的疾病之一，"烦心事儿"、鼻炎、视力问题等都会导致头痛。但是，在门诊的头痛患者中，最多见的是血管性头痛，原因来自血管问题，如头部血管舒缩功能障碍（原发性），或者因脑血管疾病（如卒中等）所致（继发性）。

一天早上，小王要下楼取车去上班，在去楼下停车场途中感到不适，小王在电梯中突然感到双腿发软，身体好像失去了重心，脑袋发晕，险些要跌倒，等从电梯出来，休息片刻，小王才感觉正常。他没有当回事儿，以为是电梯里空气的原因。

一个星期后，下班走在路上，小王突然头晕，被同事送到了医院。医生给他做了脑核磁共振成像，照片显示他得了因脑部血管堵塞引起的小脑梗死。

头痛是脑血管疾病最常见症状，不同种类脑血管疾病的头痛特点不同。

整个头部都痛，可能是蛛网膜下腔出血、颅内感染、颅内占位性病变；一侧或双侧偏头痛常见于血管神经性疾病；前额部疼痛常见于三叉神经痛、鼻窦炎，一般并发面部疼痛等；头痛部位不定，多见于焦虑或抑郁症状，常有睡眠不好。

头晕的人会感觉头昏、头涨、头重脚轻、脑内摇晃、眼花等。常见于发热性疾病、高血压、脑动脉硬化、颅脑外伤综合征、焦虑等。而贫血、心律失常、心力衰竭、低血压等也会导致头晕。虽然头晕可单独出现，但常与头痛并发出现。

头晕通常有三种不适的感觉：

1. 感觉天旋地转，周围物体都在旋转。

2. 感觉头重脚轻，"头重重的，脚浮浮的"，没有精神。

3. 眼前发黑，看东西模糊，严重的可能会暂时失去知觉。

经常出现黑眼圈

很多人熬夜工作后或身体非常疲惫时，容易出现"熊猫眼"，也就是我们通常所说的黑眼圈：眼睛周围发黑，有点儿像画了烟熏妆似的。但如果你的黑眼圈经充分休息还没有退去，眼睛发红，出现瘀血，应及时到医院就诊。

如果一个人不是被人打了一拳，或者没有磕磕碰碰，反而眼睛出现瘀血，这就表明你眼睛周围的毛细血管有轻微破裂，血液渗出。眼部周围的皮肤相对较薄，而血液中的血红蛋白出现氧化，呈现发暗的表现。

通常熬夜或情绪不稳定，会导致眼部疲劳，加速眼部皮肤衰老，使得眼睛周围的静脉血管血流速度过于缓慢，眼部皮肤红细胞供氧不足，静脉血管中二氧化碳及代谢废物积累过多，由于慢性缺氧，血液变暗，形成滞留和眼部的色素沉着。

容易出现黑眼圈的人，除了患有过敏性鼻炎、特应性皮炎的人外，还有一些共同特性：身体较其他的人凉，眼底较暗，嘴唇的颜色发青，指甲周围的皮肤也发暗。究其原因是脾胃虚弱，体液沉积过多造成的。

如发生在年轻的女性身上，她们容易出现自卑心理，身体会变得消瘦，食欲差，消化不好。想要改善这种状况，需让血液循环回到正常的状态。

青色黑眼圈：常发生在20岁左右，尤其是生活作息不规律的人，由于微血管内血液流速缓慢，血液量增多而氧气消耗量提高，缺氧血红素大增。

茶色黑眼圈：和年龄增长息息相关，长期日晒造成色素沉淀在眼周，久而久之就会形成黑眼圈；而肌肤过度干燥，也都会导致茶色黑眼圈的形成。

肚子肥起来了

吃喝是一种享受，是一种生活态度，能够品尝各种美味佳肴，是人生一大乐事。但这也要有度，这个度就是不能以身体健康为代价。看看周围的人，一个很明显特点就是，大家的肚子都圆起来了（尤其是中年男性），这类人真的应该去医院进行血液和血管健康的检查了。

除了BMI能够反映一个人的肥胖程度外，腹围的测量是检查腹部脂肪的代表性方法，也是判断肥胖程度的一个很好方法。腹部越肥胖，患病的危险度越高。

通常，腹围在男性≥85cm，女性≥80cm，即为腹部型肥胖。

腹部肥胖反映腹部内脏脂肪的堆积情况，较BMI更有实用价值。

如果腹围过大会损害肝脏健康，引起脂肪肝、扰乱新陈代谢，引发糖尿病。另外，还会导致体内毒素难以排出，为多种心脑血管疾病埋下风险。

腹部肥胖可导致各种疾病，而反过来也说明，你的血管和血液也同样存在问题，如血脂异常、血液黏稠、血管阻力变大、血液循环降低等。

测量方法：

1. 去掉腰部覆盖的衣服，轻松站立，双手自然下垂。

2. 将卷尺放在髋骨上部和胸腔下部中间的地方吐气后量取腹围。

四肢麻木

我们可能经常遇到这种情况，如睡觉姿势不正确、蹲厕所时间长，或者跷二郎腿时间长了等，都会出现腿脚麻木，但不久就消退了，没有什么大问题。当肢体活动开后，麻木的感觉缓解了不少，这就说明麻木与你的血液循环不好有关系了。

人的手和脚都处于血管的末端，营养物质和氧气通常得到的较少，如果一个人的血液循环不好，那么四肢所得到的营养和氧气就会更少，接着，末端的神经和细胞会表现为发麻。

尤其是冬季，伴有心血管疾病的患者很容易出现手脚发麻，平时要注意预防，出现症状后及时治疗，以免给健康带来更大的危害。

导致四肢麻木的疾病很多，其中包括很多心脑血管疾病。

糖尿病：由于血糖升高引起神经纤维一系列的代谢紊乱，会发生周围神经病变，表现为四肢末端麻木、疼痛，像针刺样、烧灼样或蚂蚁爬等的感觉，下肢较上肢严重，两侧肢体可同时或先后发生。

高血压：血压高可引起动脉硬化，造成局部供血不好，四肢远端更明显，进而引起四肢麻木。

血脂异常：中重度血脂异常患者可表现为肢体麻木，同时伴有头晕、神疲乏力、失眠健忘。

动脉硬化：四肢麻木可伴有头晕、头痛、记忆力和视力减退、血压不稳定、血脂增高等；通常手脚麻木是半侧，患者年龄偏大。

血栓闭塞性脉管炎：多发于青壮年，是一种周期性、阶段性炎症病变，多数发生在四肢血管，尤其是下肢常见，发病初期手指或者脚趾发凉、发木。

颈椎病：四肢麻木或上肢麻木，伴疼痛，活动受限。

二、血液"脏了"，身体以不适通知你

经常便秘

有些人因为生活习惯的原因，比如没有定时排便、情绪不良、昼夜颠倒、缺乏锻炼等，从而导致便秘，给身体添"堵"。如果肠道发生堵塞，肠道内的毒素，再次被人体吸收，并且通过血管，流通到人体其他肾脏器官，导致疾病的发生。

便秘和血管之间有密切关系。便秘会导致肠道内的粪便产生腐败气体，这些气体被肠壁吸收进入血液。腐败气体中含有毒素，毒素会污浊血液并使血液变得黏稠、流动不畅。从而导致手足等末端的毛细血管血流循环不畅。

毛细血管具有调节体温的作用，保持身体温度在恒定的 36.5℃。如果毛细血管长期得不到血液的灌溉，就会导致调节体温功能的失调，进而导致全身体温下降，当然也包括胃肠道、脏器的温度。肠道虚寒，会加重便秘，从而恶性循环。

为改善虚寒性便秘支招：

1. 多吃温性食材

食物是构成我们身体的基本材料。在重视食物与身体关系的中医学中有阴阳理论，凉性食物为阴性，温性食物为阳性。这两种食材没有优劣之分，但体质虚寒的人应吃属阳的温性食物，如糯米、韭菜、南瓜、羊肉等。

韭菜有温阳的效果，且含有的膳食纤维有助于胃肠蠕动，对便秘有一定的调理作用。

2. 保持人体正常的生物钟

经常熬夜的人，身体的生物钟被打破，在白天由于交感神经功能障碍，原本体温应该上升，却上升不了，违背了正常的生理规律，体温长期处于低温状态就会导致慢性虚寒症。

在体温刚刚下降的阶段睡眠最为理想，此时不但入睡快，而且睡眠质量也会很高。觉醒时是体温回升的初始阶段。

身体免疫力变差

由于各种原因，导致人体的免疫系统不能正常工作，免疫力下降，从而致使病原体的侵入，最直接的表现就是容易生病，如感冒、腹泻、扁桃体炎症等。

免疫力下降的情况会直接反映到血液上面。

为提高身体免疫力支招：

1. 保证高质量的睡眠。睡眠时人体会产生胞壁酸，它能促使白细胞增多，活跃巨噬细胞，增强肝脏的解毒功能，进而消灭入侵的细菌和病毒。

2. 适度摄入蛋白质、牛磺酸。蛋白质是对抗病原微生物的白细胞的构成材料；牛磺酸可以活跃白细胞功能。

有贫血的倾向

最近，姜女士总会说"好累，好累"。平时她总会感觉浑身无力，上下楼梯都会觉得心动加速，乘车时也会感觉恶心。同事建议她去医院检查一下，最后，医生告诉她，这些症状都是因为贫血。

血液的一个重要作用，就是运输氧气，从而为人体提供能量。在血液中，血红蛋白就是承担着运输氧气任务的"小兵"。当血红蛋白减少时，供给各组织的氧气就会不足，而导致乏力症状。

在检查贫血的人的身体时，会发现有贫血症状的人的红细胞不正常，一般中心部变薄，并呈凹陷状态，红细胞同时杂乱无章。

最常见的是缺铁性贫血，这种人群的红细胞会在中心部变薄并凹陷下去，并且会出现椭圆形状、大小不一。缺铁性贫血的人要注意多摄入含铁量高的食物，如猪肝、海产品、菠菜等。同时补充生成红细胞必需的B族维生素。如有必要，可服用补铁的保健品。

易过敏

过敏是一种令人很不适的疾病。比如对花粉过敏的人，在春暖花开的季节，虽想出去欣赏花开美景，却不能去。过敏有很多类型，比较常见的是花粉过敏、食物过敏等，它们都是速发型的过敏。主要症状是皮肤红肿、咳嗽、打喷嚏等。和很多疾病一样，过敏也和血液有关。

有些人过敏时，人体的免疫系统会过量工作，体内的血液细胞数量会出现异常情况。比如有些过敏性鼻炎，会出现红细胞增多的情况。

白细胞增多是免疫系统过量工作、产生过敏反应时容易出现的现象。出现细胞、病毒性感染时，白细胞也会增多。

远离花粉等过敏原，及时清理房间灰尘，经常晾晒衣物，去除螨虫。外出时，随身携带口罩，以备不时之需。

多摄入益生菌。增加肠道内的益生菌，对改善过敏体质也非常有帮助。每天可以喝一杯酸牛奶来调整肠道环境。

常见的容易导致过敏的食物有牛奶、花生仁、鸡蛋等，在食用前一定要注意，以免引起身体不适。

肩膀酸痛

肩胛骨部位属末梢循环，不良的生活习惯会导致血液循环不畅，从而导致肩膀酸痛。我们发现很多上班族都有肩膀酸痛的毛病，因为他们在经常保持一种姿势时，肩胛骨部位缺乏活动，更容易受伤害。孕妇的不良姿势也可能引发肩膀酸痛，这种情况也常见。

长时间保持一个姿势，会导致颈部和肩部的肌肉紧张。此时若再缺乏活动，就会导致血管收缩，血液循环不畅，营养成分不能很好地到达肌肉，肌肉活动所必需的葡萄糖得不到完全燃烧，因此乳酸等导致疲劳的物质就会堆积下来。

疲劳物质会使肩部和颈部的肌肉反射性地出现僵硬，加剧肌肉的紧张，甚至疼痛，导致疲劳物质更容易堆积，形成恶性循环。促进血液循环对治疗肩膀疼痛很重要。

为改善肩膀酸痛支招：

1. 挺直背部，端正头部。

2. 头部微低，同时下巴向颈部方向收紧。

3. 颈部慢慢抬起，头部向后仰。

这套动作反复操作 3 次，可明显缓解第 5~7 节颈椎的压力，还原其弧度。电脑族可每工作 1 小时做一次这套操，帮助缓解颈部及肩部的疲劳。

手脚凉

很多中青年女性有手脚发凉的症状。即使在炎热的夏季，这些人也会披着开衫，怕吹空调和风扇。还有一些人在紧张的时候也会手脚冰凉。

手脚冰凉的主要原因是手脚的末梢血液循环不畅。人体的心脏温度是 38 ℃左右，而那些经常感觉手脚冰凉的人，血液循环不畅，血液从心脏到手脚的流动时间较长，而且手脚的末梢血管很难张开，手脚血液得不到及时的灌溉，从而温度偏低。一般人的手脚温度是 29 ℃左右，手脚冰凉的人往往达不到这个温度。

此外，月经期和孕产引起的女性激素变化也会造成手脚冰凉，影响到自主神经，从而导致皮下血管收缩和血液流量削减，因此产生手脚冰凉的症状，这就是为什么更年期女性和产妇普遍有手脚发凉的症状。

值得一提的是，雷诺氏病也会导致手脚冰凉，这种病会导致手脚的末梢血管过度收紧，甚至会引起溃疡。

为缓解手脚冰凉支招：

1. 多吃生姜对预防和治疗手脚冰冷效果明显。生姜的祛寒效果很好，还能解表散寒。熬制生姜大枣汤时加入适量红糖对改善手脚冰凉很有效。

2. 经常按摩足三里穴有助于扩张血管，改善血液循环，从而改善手脚冰凉。

脱发、毛发少

头发是女人的第二张脸，很多人追求漂亮的头发。头发和皮肤一样，它的健康也与血液息息相关。拥有健康的血液，才能达到从内而外的美丽。

头发是由位于头皮内侧的发根生出的，每天都会生长，如果头发停止生长，就会自动脱落，长出新的头发。

促使头发生长的是毛母细胞。当毛母细胞得到充足的氧和营养素，进行正常的细胞分裂时，长出来的头发就会有弹性和光泽。所以，血液中氧和营养素的状态会对头发的健康产生影响。

当血液被污染、血液循环处于缓慢状态时，血液很难将蛋白质、维生素、矿物质等输送到头皮的毛母细胞，就会出现头屑、头发没有光泽等烦恼。当出现这种情况时，可以采取一些促进血液循环的措施，恢复头发健康。

为预防毛发脱落支招：

1. 梳头对保护头发有帮助。梳头能去除头发上的浮皮和脏物，还有刺激头皮、促进头部血液循环的功效，使头发变得柔软而有光泽。梳头最好用黄杨木梳或猪鬃头刷，既能去除头屑，增加头发光泽，又能按摩头皮，促进头部血液循环。

2. 按摩头皮。每天起床后和睡觉前，将双手十指插入头发内，从前额经头顶到后脑揉搓头皮，每次按揉 2～4 分钟，可调节皮脂分泌，促进头皮血液循环，增进局部的新陈代谢。

皮肤出现更多烦恼

不健康的饮食习惯、不规律的作息习惯、繁忙的工作、缺乏运动等，都会以各种形式（如导致血液流通缓慢、血脂异常等）"污染"血液，带来皮肤黯淡无光、松弛、雀斑等问题。

肌肤是不断代谢生长的，皮肤的表层往往会长出新的皮肤，然后促使外部的皮肤剥落。皮肤的代谢周期一般为 28 天。保持血液的清洁，促进皮肤规律的代谢对保护皮肤至关重要。

皮肤细胞可不断再生，这是由于血液为表皮深处的年轻细胞源源不断地输送营养。毛细血管是运送营养的通道，通过这个通道，新鲜的维生素C、胶原蛋白等才能到达细胞，被细胞吸收。如果血液循环不畅，便会导致营养供给受阻，皮肤烦恼便会接踵而至。

防止各种血液"污染"。血液对皮肤的影响最大，保持血液的清洁对保护皮肤非常重要。如何保持皮肤的清洁呢？

首先改善饮食习惯，如少吃油炸食品，多吃蔬果和白肉等。其次维持人体正常的生物钟，晚上 10～11 时是皮肤的最佳保养时间，所以每天最好在晚上 10 时前洗漱好，涂抹护肤品，然后休息。再次保持乐观的情绪，不因为工作、家庭的压力而压抑和不开心，要学会调节情绪。最后多运动，运动对皮肤好处很多，如促进血液循环，减缓皮肤老化进程。

三、身体内威胁血管和血液健康的毒素

人从出生的时候，血液中就携带有毒素，随着人体的衰老和外界的刺激，人体中代谢出的毒素逐渐积累，毒素会越来越多。这些毒素如果不尽快排出，就会影响人体的健康，加速人体衰老，引起疾病。

自由基

氧气是一把双刃剑，一方面维持人类的生存和健康，另一方面又以活性氧的方式促使人类衰老、生病。自由基是机体内氧化反应产生的有害化合物，可损害人体组织和细胞，继而身体会加快衰老的步伐，多种疾病也会随之而来。

自由基有很强的氧化性，因此，一些有抗氧化作用的食物，可帮助机体排泄自由基。富含维生素C、维生素E的食材都具有很强的抗氧化性，富含维生素C的食物有辣椒、猕猴桃等，富含维生素E的食材有核桃、黑芝麻等。咖啡和茶也有丰富的抗氧化作用。

胆固醇

胆固醇可在人体内合成，绝大部分胆固醇由肝脏制造，另外一部分由食物经小肠吸收。胆固醇是人体中一种不可缺少的物质，如可调节钙、磷代谢，促进骨骼发育。但过高的胆固醇在血管壁上累积，会大大增加心血管疾病的患病率。胆固醇升高是冠心病的致病性危险因素，没有胆固醇就没有冠心病。

胆固醇中有好胆固醇（高密度脂蛋白胆固醇，HDL-C）和坏胆固醇

（低密度脂蛋白胆固醇，LDL-C）两种，增加好胆固醇水平，同时降低坏胆固醇水平，即"该高的要高，该低的要低"。

血尿酸

血尿酸是嘌呤物质代谢的产物，主要由肾脏担任排泄任务，一小部分由肠道、胆道排出，一旦体内浓度升高，含量超过正常值，就会引起身体不适，容易导致痛风等。

高尿酸可能导致痛风。痛风是由尿酸浓度长期过高引起，主要和饮食有关。过食肥甘、主食偏少、饮酒过量等都是通风的诱因。所以保持良好的饮食习惯是防治痛风的关键。

乳酸

乳酸是人体由于长时间的运动，在产热过程中产生的废弃物，是导致人体疲劳的物质之一。过多的乳酸在体内就是一种毒素，会导致堆积乳酸的肌肉发生收缩，挤压血管，从而血液流动缓慢，人体会呈现一种疲劳状态。乳酸和焦化葡萄糖酸在人体内不断累积，会导致血液呈酸性，不利于细胞吸收氧气，从而削弱细胞的功能。

如何消除乳酸引起的疲劳呢？可以进行慢跑、按摩、伸展等运动或小动作，或者喝柠檬汁等酸性饮品，可以抑制乳酸的产生。此外，泡个热水澡也可以促使乳酸排出，减少乳酸对人体的损害。

甘油三酯

甘油三酯升高在中国人中最常见，它的主要危害是导致胰腺炎，也会增加患冠心病的风险，但胆固醇升高为"主犯"，甘油三酯升高是"从犯"。血胆固醇升高主要是进食过多肉类、猪油、动物内脏、反式脂肪酸（固态植物油）等，而甘油三酯升高又多四个原因：一是主食、甜品、油炸食品过多；二是大量饮酒；三是不运动；四是糖尿病、血糖不稳定。

降甘油三酯的药物有贝特类和鱼油。有的牛奶中添加植物甾醇，也有一定的降胆固醇作用。升高好胆固醇目前无有效药物，最好的办法是有氧运动。

没有患冠心病的一级预防，坏胆固醇（LDL-C）应保持在 2.6 mmol／L 以下；已患了冠心病，如使用过支架式搭桥手术，患过心肌梗死的人，坏胆固醇应降至 1.8 mmol／L以下。降胆固醇的药物主要有两类：一是减少肝脏合成胆固醇的他汀类药物；二是减少小肠吸收胆固醇的药物——依折麦布。二者小剂量合用比他汀大剂量更有效、更安全、更便宜。

第七章
如何打造强韧血管

一、防止血管内"塞车"

顿顿食肉，血管更容易堵塞

近年来，人们餐桌上富含高脂肪、高糖类、高蛋白质的食物越来越多，肉类、蛋类、点心类等，已经在人们的日常饮食中很常见。但是这些食物的摄入量过多，更容易导致头晕、恶心、呕吐等症状，还会诱发多种疾病，如高血压、血脂异常、糖尿病等心脑血管疾病。

肉类菜肴多用"高油、高盐、高糖"炮制出来，人体食用后，容易导致血管里的脂肪越来越多，将血管堵塞。血管堵塞将会带来各种心血管疾病，如脑血栓、心肌梗死及神经损害带来的手脚麻木等。

随着年龄增长，人体血管壁会逐渐变厚而且血管的弹性会降低，更易导致动脉硬化。牛肉、猪肉、蛋黄中都富含饱和脂肪酸，这些高脂肪食物的摄入，使血管的症状雪上加霜，容易诱发心血管疾病。

糖类转化为脂肪酸或α-磷酸甘油，然后转化为脂肪。同时，脂肪可转化为甘油或脂肪酸，然后转化为糖类。

糖可转化为非必需氨基酸，然后转化为蛋白质。同时，蛋白质可转化为糖类。

蛋白质和脂肪也可相互转化。

同时，糖类、脂肪、蛋白质在人体内可相互转化，也就是说，食用高糖类、高蛋白质的食物对血管也很危险。

超级利血管的明星食材：翅果油

翅果油是从翅果油树的果实（分布在我国陕西一带）中提取的，其所含的亚油酸高达 45.2%，能帮助降低血液中胆固醇及甘油三酯含量，维持血脂代谢的平衡，从而阻止胆固醇在血管壁上的沉积，还能增强血管壁的坚韧性；另外，它还含有黄酮类化合物（如木解皮素、杨梅黄酮和芦丁），对辅助治疗心血管类疾病有明显效果。

多吃蔬果和鱼类的饮食方式更健康

据研究表明，高不饱和脂肪的饮食更有助于防治心血管疾病。阿特金斯博士从 20 世纪 70 年代就开始推荐低糖类饮食法的理论，即在限制饮食中糖类摄入的情况下，由肉类中的蛋白质和脂肪来提供热量。提倡多吃肉，多摄入饱和脂肪，控制蔬菜和水果的摄入量。但是这种方法很可能导致动脉硬化的发生。

提倡多吃不饱和脂肪的食物，比如橄榄油、坚果，以及适量的红肉，同时多食用蔬果、豆类。这种饮食方式更能强身健体，降低患动脉硬化的风险。

鱼肉富含甲硫氨酸、赖氨酸、牛黄氨酸，可以帮助改善血管弹性、顺应性及促进钠盐排泄，可多吃。

二、保证血管正常的"生物钟"

在一些城市，尤其是大城市中，经常潜伏着一群"熬夜族"，并且这支熬夜大军正在逐渐壮大，他们经常凌晨还在工作、游戏等。晚上十一点到次日凌晨四五点钟，是肝脏排毒、代谢血流的时间，当人在熬夜的时候，人体的生物钟就会被打乱，导致头痛、头晕、黑眼圈、皮肤粗糙等。

熬夜者体内会过多地分泌肾上腺素和去甲肾上腺素，经常熬夜会导致血管收缩、血液流动缓慢、黏稠度增加，增加患心血管病的风险。研究证明，"熬夜族"患心血管疾病的概率比正常人高一倍。

经常熬夜更容易患心肌梗死或脑出血等疾病，这类人群心绞痛疾病的情况严重，甚至会导致猝死。

如何降低熬夜的危害

1. 补充充足的水分

熬夜的人身体更容易缺水，所以要多喝水，既可以为身体补充充足的水分，又可以去火明目，一举两得。同时，还可以增加室内的空气湿度，从而减少体内水分的流失。

2. 保证晚餐充足的营养

机体在得不到充足睡眠的情况下，会导致营养的流失，所以在晚餐时要多吃高营养的食物，如富含胶原蛋白的动物肉皮，富含维生素的水果等。同时注意避免食用刺激性强的食物，尤其是烧烤、麻辣烫、酒精类饮品等。

3. 按时吃晚餐

饮食不规律在熬夜的人中经常出现，晚餐不按时吃很可能会损害肠道，导致消化功能出问题。

4. 多参加户外活动

清新的空气有利于身体健康和精神愉快，可以帮助人摆脱熬夜后的萎靡状态。

三、哪些情况可能有血脂异常

排队挂号，很多人觉得去医院很麻烦，不愿意去医院。如何不去医院，又能知道自己是不是有血脂异常呢？下面告诉你一些身体的症状，为你提供一些诊断线索。

身体某些部位出现"黄色瘤"，即黄色、橘黄色或棕红色的结节、疹子或斑块。这往往是家族遗传性高胆固醇血症的表现，应引起重视。但眼部周围出现橘黄色略高出皮面的扁平黄色瘤并不一定就是血脂异常。

如果亲属中有较早（男性 45 岁以前，女性 55 岁以前）患冠心病，尤其是心肌梗死的人，要及早查血脂。

有糖尿病、高血压、身材较肥胖的人，血脂异常的危险性更大。

四、远离血管"中毒"

吸烟不仅危害自己的健康，还会给身边的人带来更大危害。吸烟容易引起胸闷、胸痛、心慌气短、头晕乏力，严重会导致半身不遂、言语不利。研究发现，吸烟患者心脑血管疾病的患病概率比不吸烟的人高30%。

科学研究发现，吸烟能够使血管内的低密度胆固醇（坏胆固醇）升高，高密度胆固醇（好胆固醇）降低，增加动脉粥样硬化、冠心病发病危险率。吸烟能损伤血管内皮细胞及其血管平滑肌细胞，从而引起周围血管及冠状动脉收缩、管壁变厚、管腔狭窄和血流缓慢，造成心肌缺血、缺氧。

长期吸烟导致的血管内皮损伤，极易导致斑块脱落，形成血栓，从而增加患冠心病、心绞痛、心肌梗死、脑梗死的概率。

二手烟对被动吸烟者的危害一点儿也不比主动吸烟者轻，对少年儿童的危害尤为严重。烟草与烟雾中有数百种致癌物质，有更强的致癌性，通过呼吸进入人体，也会给心脑血管带来严重危害。

对于血管健康，戒烟同样意义重大。戒烟后，能够促进已损伤的血管内皮修复，清除血液中升高的脂质和凝集的血小板，让血管内皮逐渐变得光滑。血液同样也会逐渐变得更加干净，逐渐恢复正常态，对治疗心脑血管疾病有重要意义。

尼古丁的戒断症候群在 7～10 天后会消失，努力让自己的戒烟行动坚持下去，你就一定能成功戒烟。

整理情绪，坚定自己戒烟的意志；丢掉打火机、烟灰缸、香烟等与吸烟有关的东西，在周围做好戒烟的提示标志，如电脑桌面、卧室、手机上；向家人、同事、朋友宣告戒烟，得到他们的协助和监督；烟瘾上来时，喝冰糖水、绿茶、果汁或咖啡来抵抗，也可嚼口香糖；戒烟出现压力时，将注意力集中在其他感兴趣的事情上（可不是酗酒），想象吸烟带来的害处，或到医院接受戒烟门诊指导。

五、血管垃圾及时运走

成人的皮肤上每平方毫米约有 600 根毛细血管，平时只开放 100～200 根。经常运动可让更多的毛细血管开放，促进血液微循环。而缺乏运动的人血管内的垃圾会逐渐累积，形成粥样硬化斑块，影响毛细血管供血，从而导致心血管疾病。

赶走血管内的脂肪

进食高脂肪、高蛋白的人不断增加，肥腻、腥臊之物能增加体内血脂浓度并沉积于血管壁形成动脉硬化，从而导致冠心病等心血管疾病。血液中的脂肪和高密度脂蛋白结合可穿过血液中的微小孔道，从而被排出体外。

提高人体内的高密度脂蛋白含量，可有效排出血液中的脂肪。英国的研究人员发现，有氧运动可提高血液中的高密度脂蛋白含量。目前没有安全有效的升高高密度脂蛋白胆固醇的药物，有氧运动是最好的办法。

脂肪与热量息息相关，当人体从事大运动时，就会消耗更多的热量，同样地，也会带走人体内更多的脂肪。

带走血管代谢物

运动时，人体心血管机能恢复快，心血管系统功能会迅速做出反应，以适应运动活动的需求。此时，心血管会提高心输出量来增加血液的供应，满足肌肉组织的耗氧量，及时带走过多的代谢产物。

改善血管硬化

国外学者发现，经常运动的人血管的弹性、柔韧度更好，并且养成一个运动的习惯，可使动脉硬化进展降低 50%，规律的运动甚至可逆转动脉粥样硬化。

运动注意事项

为防止运动时发生意外，运动一定要根据自身身体状况，量力而行。健康的人群，尤其中老年人在做剧烈运动前，最好做一些心脏方面的检查，如心电图和心脏超声，必要时做运动平板心电图负荷试验。有心脑血管病的患者要根据医嘱，制订科学的健身计划和运动处方。如果运动过程中出现胸闷气短、头痛、眩晕等症状，应马上停止运动，及时就医。

六、踢走血管健康的"绊脚石"

目前我国患心血管疾病的人数已超过两亿人，每年死于心血管疾病的人数达到 300 万人，更为可怕的是 35～54 岁的青壮年死亡人数正在迅速增加。有关研究表明，美国经过 30 年的努力，人口的平均寿命延长了

6 年，其中 3.9 年是得益于对心血管疾病的预防。

健康的生活方式是预防心血管疾病的根本。只有生活健康了，才能远离心血管疾病的危害。为预防心血管疾病，我们可在生活中做很多事。

低脂、低盐、多蔬果

1. 减少胆固醇和盐的摄入量。应少吃动物内脏、蛋黄、蟹黄等胆固醇含量高的食物，低盐饮食。

2. 重视脂肪摄入的质与量。饱和脂肪酸可升高血胆固醇，不饱和脂肪酸具有降低胆固醇的功效，饮食中要减少猪油、牛脂等的摄入，多吃海产品和豆类。

3. 多吃富含维生素C和膳食纤维的食物。蔬菜、水果中富含维生素C，可增加血管弹性，保护血管。膳食纤维能阻止胆固醇被人体吸收并且帮助人体把胆固醇排出体外。

多运动、戒烟限酒

1. 多参加体育运动。每周至少进行 5 次有氧运动，每次 30 分钟。以身体微汗，有适度心悸和气短，不感到疲劳、运动后身体轻松为准。

2. 戒烟限酒。烟、酒都可以干扰血脂代谢，升高血脂。

3. 保持平和乐观的心态。精神紧张、情绪激动、焦虑、抑郁、失眠、过度劳累、生活无规律都可增加心血管病的风险。

定期体检，关注身体健康

45 岁以上中年人、有高脂血症家族史者、经常参加饭局者、肥胖者、高度精神紧张工作者，都是患心脑血管疾病的高危人群，应定期检查血脂、血压和血糖。

七、保护血管不受损伤

生活节奏加快，对物质的需求增多，家庭关系的协调与否，工作环境的竞争压力，使现代人的压力很大。压力不仅会带来物质的损失，还会给人体带来伤害。压力会导致内分泌系统紊乱、呼吸加快、血糖升高、消化系统异常。

生活压力大会导致人长期精神紧张、情绪不安，加上一些工薪阶层还要经常熬夜，会导致人体的血管损伤，免疫能力下降，诱导淋巴肿瘤的发生。

不要以为心血管病只会在老年人中发病率较高，心血管病正在年轻化。青壮年生活压力大，导致体内的儿茶酚胺分泌增多，造成血管收缩，血压升高，增加心脏负担，诱发冠心病和脑血管病。

过度紧张，压力过大的工作容易吸烟、饮酒、食欲下降，增大患心血管病风险。精神压力和心血管病的关联在50岁以下人群中更强。

高血压和心血管病患者应该控制味精摄入量。味精的主要成分是谷氨酸钠，在体内会分解形成谷氨酸和钠离子，相当于另一种形式的"盐"，过食味精可造成体内水钠潴留，导致血管管腔变细，血管阻力升高，同时血容量升高，加重心、肾负担，进一步使血压升高。改善饮食习惯，减少味精的摄入量，对心血管患者很有必要。

为减压支招：

1. 在手腕上套一个橡皮圈，走神儿时，用力弹一下，并模仿拍电影的场景对自己喊一声"停"。这种刺激可帮助你结束游离的思维，重新专注于要完成的任务。然后做九次深呼吸，做完后告诉自己，等处理完手头的事情，再想心事也不迟。当你集中精力把一件事情做完后，而不会造成拖延，压力顿时减轻很多。

2. 集中精力想让你感到有压力的那件事，如果你的焦虑程度已达到 6 度以上（10 度是完全无法忍受的状况），然后保持头部竖直不动，飞快在左右两个物体之间转动眼球 25 次，这时压力程度应下降两度。再重复一次，直到压力不再影响你的正常工作为止。

八、30岁开始关心身体里的一氧化氮

人体在 25～30 岁时，一氧化氮分泌量在最顶峰，随着年龄增长，人体产生一氧化氮的能力逐渐减弱，加上食物摄入量减少、运动量减少，人体内的一氧化氮含量越来越不能保障身体所需。

40 岁时，机体一氧化氮分泌量严重不足的人，可能会产生明显的高血压、高血糖、血脂异常症状。从 30 岁开始，就应为身体补充适量的一氧化氮。

一氧化氮扮演着血管"清道夫"的作用，可带走血管壁上的脂肪、胆固醇，促进血液循环，保持血管洁净流畅，防治心脑血管疾病。

保持血管洁净通畅

一氧化氮有穿行于人体的组织和器官的能力，可及时修复被破坏的血管内皮细胞、清理血管内壁附着物、清理血液垃圾、舒张血管，保持血管洁净畅通，维持正常的血压水平，保证身体机能的正常运转。

促进血液循环

一氧化氮分子量小，并且具有亲脂性，可穿透任何细胞，到达任何组织，是细胞内和细胞外分子的"使者"，具有维护血液循环畅通的作用。

改善糖尿病症状

一氧化氮能够提升胰岛素对血糖的敏感度，加快体内血糖代谢。一氧化氮还能够修复血管内皮细胞，降低因血糖代谢异常引发的血管、神经病变，防治糖尿病并发症。

九、预防心脑血管疾病

一氧化氮可以调节血压的稳定性，维持血管张力恒定，清除血管壁上的脂肪和胆固醇，帮助改善心脑血管疾病，预防脑卒中和心肌梗死。

一氧化氮的来源

一是从餐桌上获取。多吃鱼肉和海产品，以及黄豆、大蒜等日常饮食中常见的食材，同时尽量少食用油炸食品、点心，可帮助维护心脑血管的健康。

二是多参加运动。根据自身的身体状况，每次花 20 分钟，每周至少进行 5 次有氧运动，可以步行、慢跑、游泳、骑自行车等，都可帮助提高人体一氧化氮的含量。

十、40岁以后定期检查血管健康

血脂异常如同无形的杀手，如果你不重视，它就会悄悄威胁你的健康，甚至威胁你的生命安全。2014 年 8 月 8 日发布的《中国心血管病报告2013》显示，心血管病死亡占总死亡原因的比例正在增大，已处首位。

人到中年，患心血管病的概率明显增大，但很多中年人很少关注血管健康。

中国心血管病报告显示，在我国 10 个省、市 35～74 岁的受访者中，90% 的人不知道血脂异常会带来哪些危害，血脂异常和冠心病有什么关系，血脂异常的治疗率、控制率也都非常低。这是非常危险的现象。40 岁以上的男性和绝经后的女性，建议每年做一次血脂检查。

高脂血症早期发病缓慢，具有一定的隐蔽性，也没有明显症状，因此得不到重视。但时间长了，它就会损害器官，并会带来诸多的不适，如头晕头痛、胸闷气短、心慌心悸、四肢乏力、肢体麻木，最终导致冠心病和脑卒中，甚至危及生命。

所以 40 岁以上的人每年至少检查一次血脂，血脂已出现异常情况时，更要密切关注血脂变化，要在医生的指导下治疗，并定期检查治疗效果和安全性，根据病情变化调整治疗方案。

40 岁以下的健康人，也要每 5 年检查一次血脂。

餐后 12～14 小时测血脂。这就要求测血脂的人在抽血前一天晚上 8 时开始禁食（包括零食、饮料），可饮用少量水。在第二天早上 8～10 时采集静脉血，抽血前可饮用少量水。

十一、他汀类药物和依折麦布对治疗心血管疾病的作用

本章节的前面内容讲到了饮食、运动对防治血脂异常起到的作用，但如果已患了冠心病（心肌梗死、支架式搭桥手术后）缺血性卒中或已患有多年糖尿病或者老年高血压者，有颈动脉斑块，就要在运动与营养处方的同时通过服用降胆固醇的药物来保护血管。

降胆固醇的药物对心血管病的好处

防治冠心病。降胆固醇药物可降低患冠心病的风险。对其他心脑血管的影响。卒中，又名中风，降胆固醇药物可降低患卒中的风险。降胆固醇药物可以逆转动脉粥样硬化。

坚持长年服用降胆固醇药物，冠状动脉狭窄程度会减轻，患心绞痛、心肌梗死的概率也有所下降。

他汀类药物对冠心病有神奇功效

他汀类药物的主要作用是抑制肝脏合成胆固醇，降低低密度脂蛋白，同时具有较小地降低甘油三酯和增加高密度脂蛋白的作用。由于降低低密度脂蛋白是防治动脉硬化的关键，他汀类药物也就成了治疗心血管疾病的首选。

他汀类药物的主要作用

1. 有效降低血液胆固醇水平。他汀类药物具有很强的降低密度脂蛋白胆固醇的功效，可有效防治冠心病、缺血性卒中，减少心血管病死亡率，降低总死亡率。

2. 他汀类药物除降低胆固醇外，还有改善血管功能、舒张血管，减少和减轻心绞痛发作的作用。他汀类药物可稳定动脉粥样硬化斑块，预防血栓形成，减少心肌梗死。

3. 不良反应小。临床上很少有患者服用他汀类药物而发生不良反应而停药。但如发生肌肉疼痛或乏力，及时请医生检查、处理。

他汀伴侣——依折麦布

依折麦布减少肠道对胆固醇的吸收。他汀的剂量倍增，仅使降胆固醇的疗效增加 6%，而他汀的不良反应主要见于剂量过大时，常规中的剂量，他汀加上依折麦布，使降胆固醇的疗效增加 20%，他汀 10 mg+依折麦布 10 mg≥他汀 80 mg。

他汀不是"肝毒药"

肝脏是体内合成胆固醇酶的最重要器官，他汀正是作用于肝脏，抑制和减少胆固醇的合成，少数患者服用他汀后可能出现一过性肝酶增高，但极少导致器质性肝损害。

第八章

血管要健康，
找营养素取"真经"

一、水分能清理附着在血管上的油污

血液绝大部分由水组成，毫不夸张地说，人就是水做的：胎儿在母体内孕育时，水占体重的90%；婴儿出生后，水占体重的80%；而成年人的人体中，水分所占的比重也有 60%～70%。水分对人体的重要性不言而喻。

充足的水分能够防止血管变厚、变窄，有助于保持血管本身的弹性，防止废物在血管壁的停留以及血液中"污物"的沉淀，对防止血管疾病以及血液污浊起到举足轻重的作用。

人体没有有效感应"脱水"的能力，只是通过口渴发出信号，而一旦感到口渴，说明机体已处于脱水状态。脱水会让体内的水分减少，血液因此变得浓稠，血液循环也随之减慢。这样一来，体内的毒素就不能正常排出，易堆积在血液中，时间一长，大大增加血栓、血脂异常、高血压的风险。

最佳时间

饮水最佳时间是两餐之间、夜间（指晚饭后 45 分钟至临睡前一段时间）和清晨（指起床后至早饭前 30 分钟这段时间）。白天其他时间适当增加饮水量，少量多次比较好。

二、饮水量

为促进血管内毒素的排出，人体每天应保证 2.5～3 L 的饮水量，但通常，人通过饮食摄入的水量在 1 L 左右，所以每天要饮水 1.5～2 L，最低不少于 1.5 L 水。我们平时喝的瓶装矿泉水约 3 瓶即可，但不能以果汁、饮料代替。

三、稍加点儿盐易吸收

喝水前，在水中加少许盐（500 mL 水加 1 g 盐），更有利于人体对水分的吸收，补充身体需求，还可防止电解质紊乱。

对于肾功能不好的患者，另当别论，大量饮水会增加肾脏负担，容易导致水肿。另外，心力衰竭的患者不可过多饮水，应有医生的指导。

四、优质蛋白质能改善血管的弹性

蛋白质是构成细胞和蛋白质的重要物质，是生命活动的主要承担者，可以说，没有蛋白质就没有生命，蛋白质对身体的作用不言而喻。蛋白质分为植物性蛋白和动物性蛋白。

蛋白质是白细胞的重要组成部分，如果人体缺乏蛋白质，不仅会造成人体免疫力低下，而且会对红细胞产生不好的影响，红细胞容易粘连在一起，从而对血液的流通不利。硫氨酸、赖氨酸、脯氨酸及牛黄氨酸等优质蛋白质能增强血管的弹性和通透性，预防心脑血管疾病。

人体的蛋白质大部分来源于动物性蛋白，比如肉类、蛋类等，但是对植物性蛋白的作用也不能小觑。植物性蛋白的代表是大豆蛋白。大豆富含保持血液清洁的营养素，比如，大豆皂角苷可促进胆固醇排出，预防血小板凝聚；异黄酮可抑制胆固醇上升；卵磷脂可防止低密度脂蛋白胆固醇附着在血管壁。

补充优质蛋白质时，对肉类、蛋类及坚果、豆类制品要均衡摄入，才能保证营养均衡。

食用大豆时，多食用纳豆，纳豆富含纳豆激酶，具有溶解血栓的作用，可帮助血液循环通畅。

五、均衡摄取脂肪，血管不堵有活力

在一些人的印象中，脂肪似乎是一种谈之色变的有害物质，但事实不是这样，脂肪分为多种，大致分为胆固醇和脂肪酸两大类，各类脂肪能满足人体的不同需求，脂肪可转化为能量，必需的脂肪酸对人体不可或缺，一些有益的脂肪有助于预防心血管疾病。

必需脂肪酸的种类有EPA、DHA、亚油酸等，它们不仅可降低胆固醇水平，降低血脂，还可以抗血栓，甚至溶解已形成的血栓，能有效预防心血管疾病。

人体每天需要的脂肪占总热量的 20%～25%。由于不同的脂肪功能也不同，脂类食品的摄取要均衡，这样才是有益于血管的食用方法。

鱼肉中的不饱和脂肪酸较高，尤其是鱼油，多吃鱼是补充不饱和脂肪酸的一个聪明选择。深海鱼类富含OMEGA-3不饱和脂肪酸，包括DHA和EPA，每周食用两次深海鱼，可有效预防心血管疾病。

要重视烹饪中油的选择，多选富含油酸、亚油酸的植物油，比如大豆油中富含亚油酸，橄榄油中富含油酸，都可帮助净化血管。

六、清扫血管垃圾，膳食纤维是一把手

膳食纤维是一种不易被人体消化的糖类，可分为溶于水的"水溶性膳食纤维"和不溶于水的"非水溶性膳食纤维"。膳食纤维对人体不可或缺，它在肠道中促进肠道蠕动，减少废弃物在肠道的停留时间，可预防、消除便秘，帮助排毒，提高肠道功能，降低血脂。

"水溶性膳食纤维"主要存在于海藻等食材中，它可柔软粪便、通便，还可抑制胆固醇吸收，促进胆汁酸的排出，排出人体多余的钠、降低血压。通过排出胆汁酸，更多的胆固醇就会被利用，生成新的胆汁酸，从而降低血液中多余的胆固醇，清除血污。

"非水溶性膳食纤维"在吸收水分后会膨胀，从而增加排便量、帮助排便，同时它还增加肠道内的有益菌，改善肠道环境，肠道健康了，可间接帮助我们净化血液。

一般来说，人体每天至少要摄入 20 g膳食纤维。如摄入过量，最好不要超过 40 g，以免导致腹泻，不利于人体吸收营养。

蔬果类、豆类等食材中富含膳食纤维，并且它们的膳食纤维容易溶解于水，炖汤食用可让其中的膳食纤维较大程度被人体吸收，注意汤中少加盐，这样连汤汁一起食用才最健康。

七、维生素C能降低血管脆性，预防血栓

维生素C又叫抗坏血酸，人体内的很多器官的运转都离不开它，如果维生素C缺乏，机体就会加速老化，身体死亡。维生素C也是水果和蔬菜中的一种常见营养物质，是人们餐桌上经常要摄入的营养素。

维生素C参与胆固醇的代谢，可防治胆固醇氧化，和动脉粥样硬化密切相关。维生素C的主要功能之一是阻止低密度蛋白胆固醇的氧化损害，预防心脏病。同时，它还能减少血管斑块聚集及减缓动脉硬化引起的心脏病。

除自身独特的抗氧化作用，维生素C可帮助维持血管弹性，并且稳定血压，同时，它还能提高铁的吸收率，预防贫血。

每天 100 mg即能满足日常营养需要，摄入的多余维生素C会被人体排泄出去，不被吸收。

把水果和蔬菜以生吃的方法食用，是最有效的摄取方法。维生素C是

一种性质不稳定的维生素，容易被氧化，食材切开或剥开后，最好立即食用；同时，蔬果要避免蒸煮、存放时间过长，以及用铜、铁等容器盛放，否则维生素C将会受到破坏和损耗。

八、减少血管危险，不能忘了B族维生素

B族维生素包含多个种类，参与体内糖、蛋白质和脂肪的代谢，是一种水溶性的维生素。B族维生素和血液关系密切，如维生素B_2、维生素B_3可以改善脂肪代谢，清除血管中多余的血脂；维生素B_6、维生素B_{12}、叶酸等都是生成红细胞不可缺少的成分。

维生素B_2参与体内三大生热营养素代谢过程，与维生素B_1、维生素B_6合作，共同消化、吸收蛋白质和脂肪，降低血胆固醇，防治血管硬化，改善脂肪代谢，保持脂肪酸均衡。缺乏维生素B_2的人可多吃菠菜、小白菜、猪肝、鸡肝、鳗鱼等。

维生素B_3可降低甘油三酯、低密度脂蛋白胆固醇水平，同时能升高高密度脂蛋白胆固醇水平，清除血管内多余的血脂。维生素B_3还可增强肠胃功能，改善全身代谢循环，促进胆固醇排出。

香菇、炒花生仁、鸡肉、小麦皮中维生素B_3含量较多。

维生素B_{12}也被称为"造血维生素"，细胞再生与造血都少不了它，具有肌肤再生的优越效果，是促进人体新陈代谢的重要成分。

维生素B_{12}能够促进人体内红细胞的发育和成熟，使肌体造血机能处于正常状态，预防恶性贫血，是重要的"造血原料"之一。人体内充足的维生素B_{12}能够维持血液系统正常工作，使皮肤得到更充分的营养，面

色红润有光泽。

富含维生素B$_{12}$的食材有牛肉、猪肉、鲢鱼、鸡蛋等，有恶性贫血症的人可适量多吃。

叶酸是一种对人体很重要的维生素，和维生素B$_{12}$一样，可帮助生成血红细胞，预防贫血。同时叶酸还有利于保持血液正常的同型半胱氨酸水平，它是衡量心血管病的重要参考。

草莓、菠菜、莴苣、黄豆、全麦面粉中叶酸含量较多，适合贫血者、孕妇食用。

B族维生素中，除以上几种和血液联系密切外，维生素B$_1$的缺乏可能导致血液中废物增多，泛酸能降低血液中胆固醇和甘油三酯水平，改善血液微循环，有利于降压。

黄豆、花生仁、猪心中维生素B$_1$含量较丰富，白瓜子富含泛酸。

人体对B族维生素的需求量不大，并且B族维生素在自然界中存在广泛，不容易缺乏。但B族维生素一般较不稳定，遇光、遇热以及和金属接触时容易氧化，并且在人体内存留时间短，要持续补充。

九、维生素E是防止血管老化的"代表"

维生素E是一种脂溶性维生素，具有超强的抗氧化能力，以降低分解代谢酶，清除自由基，促进人体正常代谢，增强机体耐力。维生素C又称生育酚，可见与生育息息相关，它可促使女子雌性激素浓度增高，提高生育能力，缓解女性更年期症状。

维生素是人体的主要抗氧化营养素之一，可消除活性氧，或分解人体内的过氧化脂质，阻止因为氧化压力而引起的细胞衰老，同时能够做到防止血液中脂肪氧化及沉淀，有利于血管通畅，从而保护心脑血管健康。

如果只摄取维生素E，那么也得不到很好的抗氧化环境。维生素C就具有恢复维生素E活性的能力，能够帮助维生素E持续发挥清除自由基的作用，维生素E最好和维生素C搭配食用。

维生素E在自然界中分布广泛，人体每天从植物油、绿叶蔬菜、坚果中摄取已基本够人体所需，正常膳食的人一般不会缺乏。每天吃早餐的时候，不妨来杯豆浆加一碟菜花或一个猕猴桃，就足够一天摄入量。

十、钙可维持正常血压和血管通透性

钙是人体最重要的矿物质，除骨骼外，钙对神经传导、细胞分裂、肌肉收缩同样有重要作用，同时，钙也是一种对血液和血管的影响力都很大的营养素。血液中的钙需维持在一定水平，如血液中钙含量不足，会向骨骼和牙齿中"借"钙，以此维持血液中钙的正常浓度。

血液中的钙具有调节血压的作用，它会通过血管壁收缩来提升血压。钙能活化人体内的脂肪消化酶，有助于提高人体消化脂肪和糖类的能力，避免热量囤积形成肥胖，改善血管弹性，保护心脑血管健康。

钙在肠道吸收时离不开维生素D。如果人体缺少维生素D，摄入的钙将不会被很好吸收、利用。维生素D对调节钙代谢至关重要。

成人每天的钙摄入量以 800 mg 为宜。钙的补充形式多样，除食材外，还有多种补充剂，如片剂、胶囊、粉状、液体等。当然，人体最重要的补钙方式还是食补。

紫外线照射可促进钙吸收，适当晒太阳对补钙有帮助。下午 4~5 时是晒太阳补钙的最好时间，可以促进肠道对钙、磷的吸收，增强体质，促进骨骼钙化。

十一、镁有助于远离血管"抽筋"

镁是参与人体必需的代谢过程的常见元素，当镁不足时，可导致人体代谢改变，并带来不适，如焦躁不安、精神紧张、心律不齐，甚至引起疾病，比如心血管系统功能失常。

镁对血管的好处主要是以下方面：一是可提升被称为"好胆固醇"的高密度脂蛋白水平，降低"坏胆固醇"低密度脂蛋白水平，有效降血脂；二是可减轻药物以及其他有害物质对血管的伤害，维护血管健康；三是可降低代谢不良引起的脂肪囤积。从而疏通血管，提高心血管免疫力，防止动脉硬化，保护心脑。

摄入镁的同时，搭配食用一些富含钙的食物，两者能相互促进吸收，补充镁的同时，也能增加补钙的效果，防止缺钙。一般建议成人每天摄取 330 mg镁。

吃富含镁的食物时，要避免同时吃富含脂肪的食物，否则会干扰人体对镁的吸收。饮酒、咖啡和浓茶也会阻止镁的吸收。

十二、钠与钾是维持正常血压的一对"冤家"

对于人体来说，钾与细胞外液钠合作，可维持神经肌肉的应激性和正常功能；可帮助输送氧气到脑部，保持清晰的思路；协同钙和镁维持心脏正常功能。人体如缺乏钾，不仅精力和体力降低，而且耐热程度也下降。

钾是一种自然界的金属物质，也是人体所必需的一种元素。钾是"钠"的克星，能促进钠的排出，同时扩张血管、减少外周血管阻力，预防高血压。多食用含钾丰富的食物能缓解食盐对人体的损害，还能减少脂质附着，维持良好的血管环境，预防血管硬化。

一般认为，成人每天应摄入 2 g的钾。多摄入的钾会自动排出，所以不必担心钾摄入量过多。

钾和钠的摄入要均衡

1. 日常饮食中，钾和钠的摄入量以 2：1 为宜。

2. 夏季天气炎热，出汗多，钾会随汗水排出，体内易缺钾，应适量多吃些富含钾的食物，如马铃薯、香蕉等。虽然汗液可以带走一部分的钠离子，但我们平时摄取的盐分一般已经超标，因此不需额外补充。如果汗液量特别大，可适当补充一些淡盐水。

十三、铁是预防缺铁性贫血的大功臣

铁是人体必需的营养素之一，它能使人的脸色红润。铁可帮助调节人体呼吸，预防疲劳，同时提高免疫力。女性在怀孕期间，也要补充足够的铁。

铁是红细胞中血红蛋白的主要成分，而血红蛋白的功能是向细胞输送氧气，对人体至关重要，如果铁摄取量过少，容易贫血，从而人体易疲劳。只有血液中血红蛋白正常时，血液流向全身，提供脏器、组织所需的营养成分，肌体才会呈现充沛的活力。

人体对植物性铁的吸收率很低，仅为 5% 左右。如和维生素C搭配摄取，吸收率能提高到 30%。

人体每天需摄取 15 mg铁才能满足日常营养需要，哺乳期女性大概需 25 mg。需注意，摄入过多铁对人体也有害。铁和大多数维生素一样，不可在人体内产生，需从外部补充。为预防贫血，可多食用富含铁的食材。

除摄入含铁量高的食材外，用铁锅做饭也会增加菜肴中的铁含量。值得注意的是，经常喝咖啡、碳酸饮料的人应适量增加铁摄入量，因为它们会阻止铁的吸收。

十四、硒能防止有害物质在血液中沉积

硒具有抗氧化和抗癌的功效，它在人体内遍布于各组织器官和体液，对提高免疫力非常重要。健康人体的肝脏中含硒量很高，肝脏的病

变与缺硒有很大关系，肝病患者补硒有很好的治疗效果，当硒缺乏时，易导致人体免疫力下降。

硒能在细胞质中破坏过氧化物，其强大的抗氧化功能，可调节体内胆固醇及甘油三酯代谢，对血管壁上已沉积的胆固醇，硒能起到清除、破坏的作用，降低血黏度。同时，硒对抗脂肪氧化能力比维生素E强 50～100 倍，能够抑制血液中脂质氧化、形成沉积，保持血脂代谢通畅，从而保护心血管健康。

硒和维生素E一起搭配摄取，可产生抗体，改善人体免疫功能，预防血液凝块，促进血液循环，保护预防心脑血管疾病。

硒能将损坏肾脏、生殖腺和中枢神经活动的有害金属离子排出体外，大幅度降低癌症发病率，从事有毒有害工作或经常接触电视、电脑、手机等辐射干扰的人需注意补充硒。吸烟和有心脏病家族史者，高血压、糖尿病、高脂血症、冠心病及肝病、胃肠疾病患者同样需要多摄取硒。

十五、植物营养素——最天然的血管清洁剂

番茄红素

番茄红素是类胡萝卜素的一种，具有超强的抗氧化能力，它可消灭多种有害的自由基。番茄红素可预防胃肠道癌症，抗衰老，保护心脑血管，改善肺部功能，增强免疫力。番茄红素经烹调后也不易流失。

番茄红素可防止血中低密度脂蛋白氧化，抑制动脉粥样硬化，防治高血压、高脂血症和冠心病。研究欧洲的 10 个国家的饮食后发现，每天

摄入 40 mg番茄红素的人，患冠心病的风险降低。

如果你打算从西红柿中摄入番茄红素，那么最好把西红柿和油脂一起烹制熟后再吃。番茄红素是脂溶性物质，和油脂一起食用更有利于身体吸收。

β-胡萝卜素

β-胡萝卜素在体内可转换成维生素A，是维生素A的重要来源。

β-胡萝卜素可预防夜盲症及干眼症，保护视力。是一种抗氧化营养素，修复受损的DNA，提高人体免疫能力，预防癌症，保护皮肤。

由于具有很强的抗氧化能力，β-胡萝卜素可有效阻止低密度脂蛋白的生成，控制胆固醇水平，从而保护血管远离疾病。

β-胡萝卜素在肠道内很难被吸收，但由于它也是脂溶性的维生素，可同油脂一起烹调摄取，这可大大提高吸收率。

大蒜素

大蒜素被有些人称为"天然抗生素物质"，它有强大的抗菌、杀菌作用。和维生素B$_1$搭配，可增强吸收、代谢糖分的能力，消除疲劳感。

大蒜素对血管的好处是多方面的：它可阻止血小板凝集，预防血栓；它能增加高密度脂蛋白胆固醇，减少低密度脂蛋白胆固醇，以此防止动脉粥样硬化；它还能修复受伤的血管壁，扩张末梢血管，对促进血液循环有一定效果。

洋葱、大蒜等辛辣食物，含较丰富的大蒜素，每天可适当食用，但要注意用量，如大蒜每天 1～2 瓣即可，洋葱每天半个就够。

β-葡聚糖

β-葡聚糖是蘑菇类食材中含量较多的一种多糖，它可提高人体免疫机能，除对血管有一定保护作用外，还可降低令人期待的血糖值、维持正常血压水平。

蘑菇中含有丰富的β-葡聚糖，每天最好有一道蘑菇制作的菜肴。而且不同类型的蘑菇还有不同的作用，如香菇中含有香菇素，能促进胆固醇排出。

柠檬酸

柠檬酸是使食物有酸味的成分之一。柠檬酸除可净化血管，还有活跃肠道、促进矿物质吸收的功效。

人体内葡萄糖经"柠檬酸循环"燃烧后，会产生很多残渣，这些残渣会变成乳酸等物质漂浮于血液中，人就容易疲劳、肩膀酸痛。柠檬酸是葡萄糖燃烧过程中的第一种酸，柠檬酸摄入充分，会使得"柠檬酸循环"更加顺畅和活跃，从而防止血液中的残渣形成，起到净化血液的作用。

醋中含有较丰富的柠檬酸，可在烹饪时适当加些醋，不但能调味，还有助于柠檬酸的吸收。可以用醋凉拌菜、醋泡蒜，或用醋将酱油勾兑一下。

十六、乳酸菌

健康的肠道应是85%的乳酸菌和15%的大肠杆菌，如果这种比例失调，就会导致便秘、肠道毒素堆积。乳酸菌可维持肠道内菌群平衡。

　　乳酸菌菌体的表面能够黏附胆固醇，从而降低血液中的胆固醇水平。另外，乳酸菌能增加肠道内益生菌数量，提高肠道机能，改善便秘，而肠道功能也能影响血液健康。乳酸菌能间接对血液起到净化作用。低聚糖能增强肠道有益菌的功能，搭配乳酸菌食用，效果更佳。可将大豆面或蜂蜜一起加入酸乳酪。每天一杯酸奶（130 g左右），能达到人体所需乳酸菌的量。

第九章
三分治，七分养，才能保心安

一、冠心病

一直以来，人们认为，只有依靠药物才能减轻或缓解冠心病的症状，其实，按摩对冠心病患者症状的缓解和消除也有积极的治疗作用。

1.中医疗法

（1）压内关

以一手拇指指腹紧按另一臂内侧的内关穴位（手腕横纹上二指处，两筋之间），先向下按，再作向心性压，两手交替进行。对心动过速者，手法由轻渐重，同时可配合震颤及轻揉；对心动过缓者，用强刺激手法。平时则可按住穴位，左右旋转各10次，然后紧压1分钟。气急、胸闷者，可加按肺俞、定喘穴，以宣肺降气；脉微沉细者或慢性心衰浮肿者，可加按复溜、阴陵泉，以利水消肿；阳亢者可加按合谷、太冲穴，以平肝潜阳。

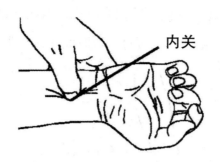

内关

（2）抹胸

以一手掌紧贴胸部由上向下按，两手交替进行，按抹4～8次，按抹时不宜隔衣。

（3）拍心

用右手掌或半握拳拍打心前区，拍打6～8次。拍打轻重以患者舒适能耐受为度。

进行以上按摩时，要求腹式呼吸，思想集中，用意识引导按摩，并尽可能与呼吸相配合。每日按摩1次，1个月为1疗程，连续3个月。

压内关对减轻胸闷，心前区不适和调整心律均有疗效，抹胸和拍心对于消除胸闷、胸痛都有一定的作用。腹式呼吸时，横膈运动可以帮助改善胸腹腔内的血液循环，起到按摩心脏的作用，从而改善心脏本身的营养和血供。按摩的方法一般操作简便，不会有内服药的副作用。

（4）揉灵道穴

医学发现，大约有91%的冠心病患者，会感到左侧灵道穴有明显的压痛感。灵道穴为手少阴心经的经穴，位于小指内侧腕关节上1寸（指中医的同身寸法）处。病情发作时，病人可用拇指先轻揉灵道穴1分钟，然后重压按摩2分钟，最后轻揉1分钟，坚持每天早晚各揉1次，10天为一疗程，间歇2～3天，再进行一段时间按摩治疗。有实验证明，坚持按照以上的方法来治疗的冠心病患者，经过一段时间症状有明显的减轻迹象。

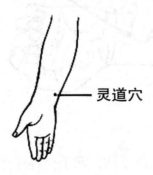

灵道穴

（5）选膻中穴

膻中穴就是我们俗话说的心口窝的地方，就是两乳头连线的中点。在胸膜当中，是心的外围，是代替心来行驶职权的地方，膻中穴是心包经的募穴，是五脏之气汇集的地方，所以平时经常按摩膻中，加强气的运行效果，这对心血管疾病有一定的防治作用。下面说一下按摩的方法：用拇指作按揉法，腕推法，一指禅点按法，每次15分钟，每天1次，15次为一疗程。对胸痛心悸、气短乏力、阵发性呼吸困难均有不同程度的改善。治疗期间，需停服强心药及其他药物。

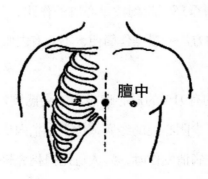

膻中

2. 自我预防

（1）少食脂肪：脂肪含量多的食品，一般指的都是肥肉，所以少食脂肪就是告诉大家一定要少吃肥肉。小孩子需要多补充营养长身体，可以适当地多吃些瘦肉、鱼类、蔬菜、水果等。不过，蛋糕、炸鸡、汉堡包等食品含胆固醇太高，即使是小朋友也应少吃或不吃，因为"冰冻三尺，非一日之寒"，所有的疾病都要及早预防。

（2）多运动：运动可以加快心脏的血液循环，保持冠状动脉足够的血流量，这也是防治冠心病的重要措施之一。

（3）耐寒锻炼：冬天气温下降时，人的身体会有相应的反应，如冠状动脉的强烈收缩。如果我们能多进行一些耐寒锻炼，让身体对寒冷的刺激有很好的抵抗能力，那么到年老的时候，得冠心病的可能性就很小。

（4）多吃粗粮：粗粮中含有多种人体所需的微量元素，如铬、铜、锌、锂、硅等。如果人体缺乏这些微量元素，也容易诱发冠心病。因此，多吃粗粮对身体的健康也是十分重要的。

（5）不吸烟酗酒：调查指出，经常吸烟的人得冠心病的可能性比不吸烟的人要高3倍。酗酒也同样不利于心脏的健康。

（6）清淡饮食：少盐清淡是一种健康的饮食习惯，许多医学研究发现，日常进食盐量过多，容易引起心血管疾病，因而提倡低盐饮食。平时盐量很重的人群高血压的发病率明显高于清淡饮食的人群。而且食盐过多也容易诱发冠心病。所以平时要有意识地培养清淡口味。

（7）清除紧张情绪：现代社会，人们的生活压力很大，情绪紧张成了很多人的通病，而情绪紧张也是造成血脂升高的一个因素。所以要想消除这种情绪，平时就要多和人交流，多有一些可以交心的朋友，缓解和消除精神上的压力。

3. 日常调养

（1）注意保暖，避免受寒：医学工作者经过长期的观察发现，"零度是心肌梗死发作的预报"，所以在寒冷的季节来临的时候，在天气气温起伏不定的时候，一定要做好防寒抗寒的准备。比如每天准时收看天气预报，特别是秋冬季节，及时了解每次寒潮来临的时间，切实做好防寒保暖的措施。冬季做好保暖准备，可以减少心梗的发生。

（2）午睡半小时，冠心病少三成：午睡是一种缓解压力和疲劳的好方法。有人做过调查报告，每天午睡半小时者比不睡者的冠心病死亡率少30%，因为午睡时血压下降、心率减慢，使白天的血压曲线出现一段低谷。年纪比较大的老人，尤其是60岁以上的老人，再有就是肥胖人群心力消耗比较大，更需要依靠午睡来缓解疲劳，防止病情的恶化。

（3）谨防"魔鬼时间"：有人研究发现，生物钟节律表明：人在一天24小时中，早晨6～11时是急性心梗、猝死的高峰时间，因而被称为是"魔鬼时间"。这是与该时间段交感神经兴奋、心率加快、血压升高、心肌耗氧多、血小板聚集性增高有紧密联系的。所以，如果是病情有些严重的老年冠心病患者，早晨起来，要提前吃药预防，而且上午要尽量保持心境平和，做一些让自己精神舒缓的事情，最好不要外出锻炼。想运动的话可以选在下午或傍晚。

（4）谨记"3个半分钟"：医学实践表明，有一些老年人在夜间去卫生间时突然出现心脑血管意外或猝死，这与他们晚上起床的时候速度过快，心脏由静到动一时没有给予相应的反映，造成了一时性的心脑供血不足有关。在这里，我们给你推荐"3个半分钟"的保健方法：晚上忽然醒来的时候，请不要马上起来，要静静地在床上躺半分钟；坐起来之后，要保持这个坐姿静静地坐半分钟；之后，再以双手撑住床头站立半分钟后再行走。

（5）适度运动：冠心病患者同样也要遵从适度运动的原则，为自己的身体量身订制一些运动项目，来提高自己的抗病能力，如户外散步、太极拳等不是很耗费体力的运动。但由于冠心病人身体的问题，如果赶上天气突然变化，气温骤降、暴风雪、下雨等，一定要及时停止一切室外活动，想要活动身体，也可以在室内进行。

（6）保持情绪稳定：心脏不好最怕情绪变化激烈。实践表明，不好的情绪，精神和心理刺激过大是最主要也是最常见的导致冠心病急性发作的原因。因此，有冠心病的人，一定要随时提醒自己，心态好是自己的福气，要知足，万事要往开了想，什么都没有自己的健康重要，遇事不急不怒不躁，可十分有效地预防冠心病的发作。

（7）加强饮食调养：饮食主要注意少盐清淡、营养均衡。做菜要选用优质的植物油，培养清淡的口味，少吃热量高的食物，比如糖类。食物以素食为主，即多食蔬菜、水果、豆制品等；如果需要补充蛋白质，可食用少许瘦肉、鱼肉和蛋类；尽量少食或避免高动物性脂肪、高胆固醇的食物，如肥肉、猪油、动物内脏、蛋黄、黄油、奶油等。

（8）控制好体重：超重和肥胖是造成心血管疾病的重要危险因素，所以肥胖者要想办法控制好体重，减肥要采取科学健康的方法，不可盲目减肥。你可以通过减少食物总热量的方法。吃饭不宜过饱，并配合一定的体力活动、锻炼来减轻体重，保证既起到减肥的作用又能保证身体健康的状态。

（9）定期进行健康检查：定期检查身体，了解身体状态，对病情的控制大有益处，尤其需要注意的是自己有没有原发病，例如，高血压病、糖尿病等。这些病和冠心病的发生有密切的关系，如果发现有此类病情，就要马上采取措施，及时治疗控制，有针对性地选择治疗药物，以期把身体状态调整到最佳。

二、心律失常

中医学按摩疗法，对人的身体健康是具有很多积极作用的，按摩对于治疗心律失常也有着非常明显的疗效。按摩可以促进血液循环，使心肌供养更加畅通，而且可以扩张血管，加强心脏功能，还能够调整胸、隔、肺的状态，加深呼吸，增加氧气的吸入和二氧化碳的排出，增加肺活量，使心肺保持良好状态，从而达到"有病治病，无病强身"的目的。

1. 中医疗法

（1）按摩眼球法

患者要平躺于床上，闭上眼睛，以双手中指和无名指由内向外，轻轻地揉压眼球，稍稍有些压力即可，动作要缓慢。反复揉压5次，一次持续10～20秒即可。这样做可以使迷走神经兴奋，反射性心率减慢。需要注意的是，青光眼和高度近视者禁用此方法。

（2）穴位按摩法

找准一只手上的神门穴，用另一只手的拇指和示指重重掐住这个穴位，一边掐住一边用力揉捏。坚持5分钟后，两手交替，改按另一只手的神门穴，也是5分钟。对神门、内关穴进行反复地点掐按揉，直至心慌、胸闷等症状消失或减轻。

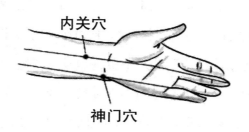

（3）其他按摩法

①患者端坐于椅子或床上，按摩者双手拇指点按心俞、肾俞，有宁心安神的功效；一手握患者腕关节，另一手点按内关、神门，有通络益心的功效；患者仰卧位，点按太溪，可以补肾阴，达到安神益气的效果。

②患者端坐于椅子或床上，按摩者双手拇指点按心俞、膈俞，以健脾益气，补益心气，行气活血；点按神门、内关，以补心安神，通络宁心，达到养血补心安神的功效。

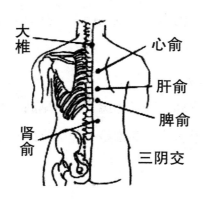

2.自我预防

（1）作息规律、保证睡眠

良好的生活习惯，对健康有着很重要的作用。所以无论身体好坏，我们都要在日常生活中养成好习惯。如早睡早起，保证8小时睡眠，避免因失眠诱发心律失常；如每天坚持锻炼身体1个小时或半个小时等。运动要适量，不勉强运动或过量运动，不做剧烈及竞赛性活动，可练习打太极拳。洗澡水不要太热，洗澡时间不宜过长。要关注天气气温的变化，随时加减衣服，做好防寒保暖的准备，预防感冒。要戒烟戒酒，心脏不好的人一定要远离烟酒，再有就是不要喝刺激性的饮料，像浓茶、咖啡都不要喝。饮食要定时定量，少食多餐。养成按时排便的习惯以保持大便通畅。

（2）保持平和稳定的情绪

心律失常的人一般较易情绪化，承受能力也相对比较差。所以这就需要锻炼自己处乱不惊的性情。古人说"不以物喜，不以己悲"，有这样的胸怀，对身体健康就会有很大益处。保持平心静气、精神放松的状态，避免过度紧张。避免过喜、过悲、过怒，不要斤斤计较，要以平和的心态去对待身边发生的事情，宽以待人，营造良好的人际氛围，这对健康的恢复很有利。

（3）预防诱发因素

过度疲劳、情绪激动、紧张焦虑、抽烟酗酒、饮食不规律（暴饮暴食、消化不良、吃盐过多等）等都是心律失常的常见诱因。平时生活中要多加注意。

（4）定期检查身体

一般心律失常这类的病情是很容易被患者忽视的，可能平时有些症状，但是却不以为意。这对健康是很不利的。一旦出现一些不适的表现，应该马上到医院检查。而且检查身体要定期进行，要把疾病的隐患及时消灭。

3.日常调养

（1）注意休养

心律失常病人休息很重要，一定要保证良好的睡眠质量，不可过度疲劳，如果休息不好很可能造成病情加重，影响治疗。对于有心脏病、高血压性心脏病、肺心病的患者，要注意预防感冒，感冒不仅可以诱使原有的疾病发作，也可能导致心律失常加重。所以要时刻注意天气变化，做好防寒保暖的准备。

（2）保持情绪稳定

心脏不好，调整好情绪很重要。生活中难免有些不尽如人意的事情，所以我们应该宽容对待生活，不要生闷气，用积极的心态和周围的人相处，要用自己的好心情去感染人。过分紧张、焦虑，暴怒就更不可取了。精神上过度紧张、兴奋或情志忧郁均对心律失常有不良影响，严重时甚至可以导致严重心律失常，引起晕厥或死亡。平时要做有利于心态平和的事情，要随时让自己做到心境安宁、舒畅，少看一些刺激性的电视节目，防止情绪波动。

（3）运动要适量

选择适合自己的运动，本着"量力而动"的原则，不可勉强运动或过量运动，运动过度造成的疲劳、紧张反而会对心脏造成不良刺激，产生适得其反的效果。中老年人以散步、慢跑、打太极拳等为宜。

（4）戒烟、戒酒

烟酒、浓茶、咖啡及辛辣调味品等，都是能够刺激心脏及血管的食物，心律失常的患者要禁止食用。如果想喝茶，必须以淡茶为主。而吸烟、饮酒对心血管系统的危害极大，可进而影响窦房结及其传导系统，引发严重的心律失常。

（5）少食多餐

饮食规律，过饥过饱都不利于健康，最好的办法是少食多餐，这样会减小内脏消化压力。特别是病人饮食过饱会加重心脏负担，加重原有的心律失常症状。

（6）积极治疗原发病

除了因为一些不良习惯引起心律失常外，有许多其他的疾病也会并发心律失常。所以如果你有心律失常的症状，在进行治疗的时候，也要检查有没有其他的疾病因素，同时采取治疗，对病情的恢复会更好。

（7）保持环境安静

患者不仅要保持良好的心态，生活的环境也要尽量保持安静，居住的房子要保持柔和舒适的光线，空气流通而新鲜，避免嘈杂的环境。并准备好吸氧设施，以备意外时急用。

三、心绞痛

心绞痛主要由心脏冠状动脉供血不足引起的，如果平时养护不当，治疗不及时，发展严重了可能随时会诱发心肌梗死。所以此病的猝死率极高，人们常常"谈之色变"。生活中，大多数人对心绞痛这种病的了解不够，大家以为只有依靠药物，才能使病情得到一定的缓解和减轻。其实，按摩对心绞痛患者症状的缓解和消除也有一定的疗效。临床实践证明，此病如能及早防御，可大大降低发病率。

1. 中医疗法

（1）点按内关穴

先确定位置。内关穴位于前臂腕横纹正中上方2寸、两筋之间处。先用右手拇指点按左前臂上的内关穴，再用左手拇指点按右前臂上的内关穴，双侧每回点按30次。

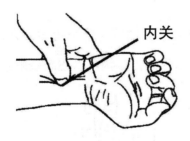

（2）揉按膻中穴

膻中穴位于两乳之间。用大拇指点按在穴中位上，先顺时针方向轻轻揉按，再逆时针方向揉按，每次各20下，动作要缓慢、均匀而有力。

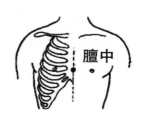

（3）按摩至阳穴

心脏功能不好的人，会在至阳穴处有明显的压痛感。至阳穴位于背部第七胸椎棘突下。用右手拇指指尖按压背部的至阳穴。每次按压3～5分钟，可连续进行，直至痛止。

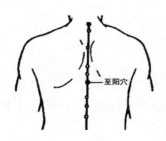

（4）指压少冲穴

用右手拇指和中指的指尖切压左手小指少冲穴。少冲穴位于小指桡侧指甲旁，每次切压3～5分钟，症状可以逐渐缓解。

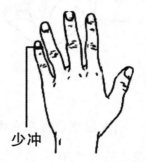

（5）推按胸腹

以两手掌根上下相叠，自胸部膻中穴向小腹部缓慢有力推按，每回30次，以感觉舒适为度。

（6）轻拍后背

双手放松，交替用手背沿脊柱两侧，由上往下轻轻拍打，每回可连续做20次。

2. 自我预防

（1）多吃豆制品

经常吃豆类食品，既可以改善膳食的营养素供给，又可以避免吃肉类过多而对身体产生负面影响。豆类食品中含有丰富的亚油酸和磷脂，能促进了儿童的身体和神经发育。亚油酸还具有降低血中胆固醇的作用，所以是预防高血压、冠心病、心绞痛的良好食品。我们平常饮食中一定要控制肉类的摄取量。人体所需的一部分蛋白质来源可以用豆类及豆制品取代。正常人每餐至少要包含170克高质量蛋白质（如瘦肉、蛋、豆腐等），素食者可以吃豆类及各种坚果类，如花生、核桃、杏仁、腰果等。

（2）白天多补充水分

即使在工作繁忙的时候，也别忘了在身边准备充足的水分供给。随时喝水，不要等到渴了再喝。如果觉得口味单调，也可以泡一些花草茶变化口味。晚餐之后，减少摄取水分，这样就可以避免夜间上厕所、影响睡眠。

（3）坚持体育锻炼

有规律的保健运动要坚持长久。运动可以愉悦身心，增强体质，远离疾病，得到健康。

（4）保持心理良好状态

随时调整好心态，让自己的心境平和。要豁达宽容，不斤斤计较，以一颗平静的心看待周围人和事，良好的精神状态会帮助你提高免疫力。

3. 日常调养

（1）起居有常

养成良好的生活习惯，让生活起居都有一定规律性，不过度疲劳，不熬夜，保持充足的睡眠。临睡前不要看紧张、恐怖的小说或电视节目。

（2）身心愉快

焦虑，压抑，情绪失控，大喜大悲，心情起伏不定都是导致心绞痛病发的潜在杀手。所以，应忌暴怒、惊恐、过度思虑以及过喜。给自己找一个生活爱好，如画画、写字、养花、养鱼，哪怕是听柔美的音乐，坚持下去，陶冶自己的性情，控制情绪波动。

（3）饮食调养

饮食要以清淡少盐为主，选择容易消化的食物；每天吃足够的新鲜的蔬菜和水果；补充足够的蛋白质，多吃豆制品、蛋类、奶制品。尽量不要吃得过于油腻，高脂肪、高糖的食物都要少吃，因为这些东西会导致动脉血管壁的胆固醇沉积，加速动脉硬化。少食多餐，晚餐量一定要少。

（4）戒烟、戒酒

吸烟有害健康，吸烟对身体百害而无一利。吸烟是造成心肌梗死、中风的重要诱因，应绝对戒烟。烈性酒不要喝，如果非要喝酒的话，平时可以少量喝啤酒、葡萄酒等低度酒，有促进血脉流通，气血调和的作用。除此之外，不宜喝浓茶、咖啡。

（5）坚持劳逸结合

心绞痛患者要随时避免突然用力，做什么事情都要坚持循序渐进的原则。不要干过于繁重的体力活，别让自己太累。平时无论是爬楼梯还是走路都要慢节奏进行，否则会引起心率加快，血压增高，诱发心绞痛。另外，寒冷会使血管收缩，减少心肌供血而产生疼痛，所以应随时关注天气变化，注意防寒保暖。

（6）注意休息，酌情活动

心绞痛病人休息很重要，平时可以正常工作，但是要注意坚持适度原则，要量力而行，不宜过度劳累。如果发现自己有轻微的心绞痛发作，最好稍稍躺卧休息一会儿。稍觉身体舒适一些，可以在卧室内散步。不能因为病情不稳定就长期卧床，这对心脏功能的恢复是非常不利的，因此，酌情活动也是必要的。

（7）坚持体育锻炼

打太极拳、健身操等运动量不是很大的运动项目比较适合心绞痛患者在病情缓解期进行。不过每个人的体质不同，还是应根据各人的身体条件、兴趣爱好进行选择。应量力而行，达到使全身气血流通，减轻心脏负担的目的就可以了。

四、脑卒中

脑卒中分为两种类型：缺血性脑卒中和出血性脑卒中。脑卒中是中医学对急性脑血管疾病的统称。它是以猝然昏倒，不省人事，伴发口角㖞斜、语言不利而出现半身不遂为主要症状的一类疾病。由于本病有发病率高、死亡率高、致残率高、复发率高以及并发症多，常留后遗症的特点，所以医学界把它同冠心病、癌症并列为威胁人类健康的三大疾病之一。近年来发病率不断增高，发病年龄也趋向年轻化，预防脑卒中的重要性已经引起国内外医学界的重视。

1. 中医疗法

按摩不仅可以促进血液和淋巴循环，改善组织营养状态以及新陈代谢的能力，加快功能修复，还可以消除疲劳、改善僵直、防止萎缩和增加关节活动度等功效。按摩疗法对脑卒中患者肢体的功能恢复是一种非常有效的疗法。

（1）梳头法

病人端坐于椅子上，按摩者用两手的拇指、示指和中指捏住患者的头皮轻轻提起，松开，再捏住提起，松开。手法一定要轻，要起到舒缓神经的作用，进行反复揉捏。这种疗法一开始，病人会觉得有些许的疼痛感，这是正常现象，不能因为疼而终止按摩。多进行几次，就自然没有疼痛感了。"梳头法"具有调气活血的功效。对脑卒中并伴有失眠心慌、肢体麻木、血压不稳等症状，均有较明显的作用。

（2）掐手法

病人端坐于椅子上，按摩者和病人相对而坐，一手托住患者的手背，用另一手的大拇指指甲切菜式地切掐患者的掌根、掌心、大小鱼际、各指节和指尖的部位。后继之以揉法，手指部用指揉法，手掌、手背用双掌对揉法。按摩时，一定注意两只手的力道要保持均匀，两只手交替按摩，反复揉动5次以后结束。此种按摩方法有活血、通络、止痛的疗效，对脑卒中患者病残手的功能康复有十分显著的疗效。

（3）搓脚法

病人或是坐着或是趴在床上。按摩者选择适当的位置，便于按摩病人的脚部，先用大拇指从病人的脚后跟向脚心部位抹、掐，直到脚趾尖端。接着，操作者用大拇指指甲切菜式掐患者脚掌部位，连续掐5次。并用大拇指指甲掐病人脚趾及脚尖部位数遍。最后用手指或手掌弹拨、揉搓脚面。此方法具有行气活血，通经活络的功效，有助于改善脑卒中病人的脚部血液循环，缓解脑卒中的发作。

（4）肢体按摩法

病人取舒适体位，暴露肢体，使肢体肌肉放松。一般先行推摩，随后以擦摩、揉捏、叩击等手法，最后再用推摩手法来结束。病残肢体的按摩，应以关节、肌肉为主。按摩过程中，可结合病残肢的被动运动，以增加疗效。

2. 自我预防

（1）养成良好的生活习惯

平时生活养成良好的饮食习惯非常重要，所谓"病从口入"就是这个道理。防止中风、血稠，首先我们要注意的是饮食宜清淡、少盐，吃过多的盐容易导致血液凝滞。再有就是要注意饮食结构的平衡，要搭配合理，多吃新鲜的蔬菜、水果，补充多种维生素，饮食要少油腻。长期不良的饮食习惯是造成血栓形成的重要因素。高脂肪、高胆固醇饮食可导致热量过剩，血脂升高，天长日久，血管壁、血液成分和血流速度都会发生改变。饮酒过多，血液中的血红细胞也会受到损害，从而影响到红细胞的黏合力而引起血栓。血液黏稠度的增高，也是诱发血栓形成的重要因素之一，所以，不宜过多食用高脂肪、高糖食物，防止血液黏稠度加重。

（2）保证足量饮水

多喝水，可以稀释血黏稠度，尤其是早晨起来，空腹喝上一两杯温开水，不但能够降低血液的黏稠度，使血管舒张，而且还有利于改善机体的新陈代谢，减少血栓形成。如果每天我们都不能保证充足的饮水量，那么，会直接导致体内血液黏稠度增高，身体内囤积的废物也难以排出。这样就给中风、心肌梗死等心血管疾病增加了得病的可能性。所以，平时还要及时补充足量的水分，以满足身体的需要。

（3）多吃可以预防血栓形成的食物

通常可以降低血黏稠的食物有：芹菜、海带、银耳、紫菜、黑木耳、大蒜、洋葱、桃仁、西红柿、韭菜、葡萄、菠萝、山楂、香瓜、草莓、柠檬、鲑鱼、沙丁鱼等，这些都是有益于身体的食物，都可以减少血液中不正常凝块从而防治中风的发生。

（4）适当参加体育锻炼

放松心情，多参加户外体育运动，可以调整心态，提高血液中的纤溶酶的活性，以防凝血酶过高，有效地预防和延缓动脉硬化。另外，运动还可以加强血液循环，增加血液中的高密度脂蛋白，它对动脉硬化有极为重要的防治作用。

（5）保持情绪的稳定

情绪化、容易生气、焦虑、激动、紧张，这些都容易导致血管痉挛，可能造成血压的升高，使血液变得黏稠，从而影响人体正常血液的循环，诱发血栓形成或血管破裂。因此，中老年人要学会对一切事情看开看淡一点儿，多保持乐观的情绪，开朗的心情，使自己精神愉悦总体上让自己情绪保持相对稳定。

124

3.日常调养

（1）改变不良生活方式，调整饮食结构

提高自己的生活质量，如早睡早起，劳逸结合；坚持运动，最好是户外的体能锻炼；多交一些良友，远离烟酒；饮食平衡，保证低脂肪、低食盐，清淡不油腻。平时多吃鱼类、蔬菜和水果。脑中风患者多半有高血压、高脂血症、糖尿病、动脉硬化等疾病，因此都应尽量少吃富含高胆固醇的食物，如动物油、蛋黄、动物内脏等；常吃些有降脂作用的食品，如海带、黑木耳、黄瓜、葡萄、洋葱、大豆、大蒜、香菇、燕麦、小米等。

（2）培养生活情趣

给自己找一个爱好，并长期坚持下去，例如养花，每天看着自己精心培育的花儿在成长，会有一种很强烈的成就感和自豪感，从中可以领略大自然的生机，陶冶情志。或者是听自己喜欢的音乐，也可以疏解压力，放松心情。

（3）保持良好精神状态

多交朋友，多参加一些集体的活动，多跟人交流，让自己生活得轻松愉悦。避免情绪剧烈波动，减少紧张、焦虑、抑郁的不良情绪。有一些中风病人是由于忽然间过于喜、怒、忧、思、悲，这些情绪造成了强烈精神刺激而引起了病变。因此平时就要坚持做到"八不"，也就是不暴怒、不激动、不惊恐、不忧愁、不畏惧、不悲伤、不气愤、不急躁。

（4）监测血脂

最新研究结果表明，高密度脂蛋白胆固醇的水平与中风发生的概率是有着一定的联系。血胆固醇和甘油三酯水平与中风之间有没有直接的关系，到目前尚无定论。对于有吸烟、酗酒习惯的患者，尤其是合并有其他病症者，宜劝其戒除。

（5）多喝绿茶

多喝一些清淡的绿茶可以降脂，减少高血压、冠心病等疾病的发生，从而降低了中风可能性。

第十章

三高控制好，心脏病不扰

一、高脂血症

血脂异常，心脏遭殃

大家对"心肌梗死"这个词并不陌生，因为这在现在非常常见，很多人也都知道心梗是很危急的一种疾病，但什么是心梗？为什么会发生心梗呢？

其实心肌梗死是动脉粥样硬化的一个类型，并且是最严重的一型。心肌梗死是由于供应心脏血液的血管突然发生堵塞，导致该血管供应区域缺血缺氧，从而引起心脏功能的异常、心肌缺血坏死，有时还会因为泵血不足，引起大脑的缺血缺氧。

心肌梗死是世界范围的一大致死因素。导致心血管堵塞的原因有很多，例如肥胖、吸烟、高血压、糖尿病等，都属于危险因素，但是临床证据表明，脂代谢异常是所有危险因素中最主要的一点。

在医学史上，早在 100 多年前人们就认识到血脂与动脉粥样硬化性疾病的关系非常密切。随着人类的研究探索，对血脂的认识不断深入，发现脂代谢异常对动脉粥样硬化性疾病的影响巨大，对血脂的标准也在逐渐完善。

早在 20 世纪 80 年代，低密度脂蛋白的高限是 12.778 mmol／L，后来要求逐渐提高，现在普遍认为低密度脂蛋白大于 8.889 mmol／L就认为比较高。

血脂异常已经受到了广泛地关注，而真正发生在我们老百姓身上时，虽然知道严重，但看不见也摸不着，平时也不会有什么不舒服的，如果没有定期体检的习惯，很多人根本不知道自己的血脂有问题。

所以，血脂异常被医生称为"无声的杀手"，它没有太多的征兆和特别的临床症状，一旦出现症状，就会造成严重后果，例如血管堵塞等。

要判断是否血脂异常，最直接的手段就是抽静脉血化验，血脂主要有四个指标：总胆固醇、低密度脂蛋白胆固醇、高密度脂蛋白胆固醇、甘油三酯。

在这四个指标中，总胆固醇包括低密度、高密度脂蛋白胆固醇，其中低密度占 70%，高密度占 30%。但是二者的作用相反，高密度脂蛋白能抗动脉粥样硬化，是"血管清道夫"，而低密度脂蛋白与冠心病的发病呈正相关。

而甘油三酯的升高也是心血管疾病的重要危险因素。

所以我们在看指标的时候应主要关注低密度脂蛋白、甘油三酯，如果二者高于正常，就要引起重视，必要时要服用降脂药物控制。

除了药物，我们还可以通过运动、控制饮食的方式来减少胆固醇摄入、增加代谢，有助于血脂恢复正常。这里还要提醒一下，人过 35 岁，最好每年定期体检，有助于及时发现血脂异常，消除危险因素，保护心脑血管。

只吃素，就能降血脂吗

随着基础医学知识的普及，很多人都认识到了血脂异常对身体带来的危害，都知道血脂高会增加心脑血管疾病的患病风险。因此，相当一部分人群为了改善或者防止血脂高的问题，日常饮食以吃素食为主。

这种以素食为主的饮食结构对于改善血脂异常有帮助吗？

可以肯定的是，素食的饮食习惯是防止血脂升高的基础。所以，一旦发现自己血脂异常，首先要做的就是控制饮食。但是导致血脂异常的因素有很多，单纯的素食不一定就能降低血脂。

这是因为我们的血脂要保持一种动态的平衡，这种平衡一部分来自饮食，还有一部分来自肝脏的代谢功能。

单纯地吃素虽然可以减少摄入脂肪，但是随着年龄的增长，我们肝脏代谢脂肪的能力下降，即便没有大鱼大肉，血脂也可能高于正常值，这就解释了为什么年老者血脂会相对偏高。

这时就要遵医嘱采取药物、饮食和运动相结合的方式来改善了。总的来说，控制饮食一定是改善血脂异常的首要步骤。可是为什么有的人一直吃素，却血脂高呢？这与饮食结构有很大关系。

即便是素食，也要注意总热量的问题，如果吃过多的米、面等糖类，过多的热量会在体内自动转化成脂肪，同样会导致脂肪增多、脂代谢异常。

在临床上这种情况非常多见，血脂异常的患者虽然不吃油腻食品，吃药也很及时，体重和血脂却得不到很好地控制，最常见的原因就是主食摄入过多。

所以，合理膳食非常重要，在吃素的时候，要树立一个总热量的概念，注意总热量的减少，减轻体重，在此基础上可以辅助药物，就能更好地控制血脂异常。

我们日常生活中，可以改用小碗，限制主食摄入，提倡多吃洋葱和小油菜之类的低热量、低胆固醇的蔬菜，来代替一部分主食，逐渐形成健康的饮食习惯，赶走威胁健康的"隐形杀手"。

这几种蔬菜是血管的清道夫

随着生活水平的提高，三高的人群也是越来越庞大，在三高人群中，血脂高对人体的循环系统产生的影响是最大的，循环系统是维持着人体的心跳，维持着人体的基础运动代谢的系统。要是循环系统出了问题，人体的最基本生命体征都保证不了的时候，想要恢复健康基本都是奢望了。

循环系统我们现在最常念叨的就是心脏，再就是血管，血脂高最主要的影响是什么呢，就是动脉粥样硬化，动脉粥样硬化会导致血管管壁变得狭窄，就会阻碍血流通过，使得血液循环不畅，供能也会出现障碍。

如果循环不畅，导致血液凝结在体内，就出现了血栓，下肢深静脉血栓的出现，如果发生血栓脱落，就会导致肺栓塞，5s 内可以引起死亡。

　　循环不畅还可以导致营养供应不上，就会出现下肢抽筋，长时间的营养无法供应，会出现下肢疼痛伴有抽筋表现，要是不及时治疗，就有发生截肢的危险。

　　循环不畅要是堵在心脏的血管上，比如冠状动脉粥样硬化，那么就会引起心脏病，也就是冠心病。

　　上述说的三种疾病，每一种说起来，都是要命的事情，所以最好不要在疾病出现的时候，想着怎么治疗，最好是在疾病还没有出现的时候，想着应该怎么去预防疾病，这就是未雨绸缪，也是中医的未病先防理论。

　　那么如何防止血管出现问题，用的就是一些我常吃的蔬菜，我叫它们血管的清道夫，它们的主要功能就是能够清除血管内的垃圾以及代谢产物，使得血管内壁保持干净，就很难出现血管动脉粥样硬化，那么这样的食物有哪些呢？我给大家介绍几种。

　　第一种是木耳，木耳有清除体内代谢垃圾的作用，也可以清除肺内垃圾，可以说是全身的清道夫。第二种是西红柿，西红柿含有大量的维生素，比苹果要高出 2～4 倍，同时西红柿中含有维生素P，它能够保持血管的弹性。第三种是生活调味品——姜，姜能够促进血液循环，还能够强心、健脾。第四种是绿豆，绿豆有排毒的作用，能够促进机体的正常代谢。第五种是玉米，玉米能够促进脂肪和胆固醇的代谢，适宜胆固醇比较高的患者。

　　以上介绍的五种食物，都可以说是血管的清道夫，我们可以在日常生活中多吃这些能够清除血管垃圾的食物，以保护好我们的血管。

减肥降血脂，方法要科学

很多人都说肥胖是危害健康的"万恶之源"。确实，肥胖会导致脂代谢和糖代谢的异常，从而引发很多疾病。而肥胖的根本原因就是摄入的总热量大于日常消耗量，多余的热量就会以脂肪的形式储存在机体内。

由于脂肪细胞个头较大、重量较轻，所以同等重量情况下，脂肪的体积明显大于肌肉，就造成了我们说的肥胖。

研究表明，如果一个人每天摄入的总热量均超出日常所需量的 837 kJ，一天就能储存 20 g左右的脂肪，更何况很多人每天摄入的总热量不止超出 837 kJ，于是肥胖就这样逐渐发生了。

有一个全球范围的调查研究显示，日本的国民总胆固醇相对较低，心脑血管疾病的发生率低于全球水平。

这与他们的饮食搭配有很大关系，日本的饮食结构中，不论是医院、学校还是家庭，都习惯计算总热量，并且保证食物的多样化。

可是，生活中还有这样的情况，有的人吃很多也不运动，却不发胖，有的人本身就偏丰满，吃一点儿东西就长肉，甚至"喝口水都发胖"。这种情况其实跟每个人的基因有关。

我们都知道，人类的很多特质都与基因相关。比如我们的长相与父母相似，我们的体型、身高很大程度上也是由基因决定的。所以，有的人就有容易发胖的基因，就是先天的肥胖体型。这类人群更应该合理规划自己的饮食和生活作息。

每个人的身体内都含有脂肪，一般情况下，体脂含量在 15 % ~ 20 % 都是正常的。超过 20 %，体型就会发生明显的变化，表示有过多的能量在体内堆积。现在检测体脂含量也是一件相对容易的事了，很多仪器甚至体重秤都可以检测。

　　另外，肥胖的部位不一样，说明的问题也不同。一般来说，上身肥胖，代表着缺乏运动；下身肥胖，主要与遗传因素有关；全身均发胖，与饮食习惯的关系较密切。

　　控制体型、减轻体重是保持心血管健康的一个重要因素。减重要饮食和运动相结合。前面说了，饮食要控制总热量，再来说说运动的问题。

　　运动的种类很多，大家可以根据爱好自由选择，我们主要关注强度、频率和时间三个方面。

　　首先，强度就要求我们的运动要明显增加耗氧量、心率、呼吸频率，多大强度合适呢？

　　有这样一个公式：运动时的最大心率+年龄=170或180。在没有心脏或呼吸系统基础病的情况下，按照这样的公式来计算强度是合理的，有基础病的可以算出强度后酌情减少。

　　一般认为，合理的运动要在保证强度的前提下，每周不少于 5 次，每次 30 分钟以上。

　　符合这三点才是达标的运动。很多人问为什么运动了，却没有减肥，很大一部分原因就是做了不达标的运动。

　　控制饮食、保持运动是减重的两个方式，希望大家能够科学减重，保持健康体型。

二、高血压

高血压比你想象得要可怕

高血压引起的心脑急症可以说是威胁我国国人健康的"第一杀手"。据统计，我国每年脑卒中患者高达 170 万人，其中绝大多数都与高血压有直接联系。心脏疾病中的冠心病、急性冠脉综合征也跟高血压有密切关系。

如果不能很好地控制高血压，发生心脑血管急症的风险就会大大增高，严重影响人类生存质量和寿命。但是，我国的高血压患病群体十分庞大，全国大约 2.6 亿人是高血压患者。

其中 50% 以上的高血压患者是 60 岁以上的老人，也就是说我国有 1.3 亿老年高血压患者。高血压的发生率总体随着年龄的增长而增加，75 岁以上的老人患病率可以达到 60%。

所以，在中国的慢性病中，高血压的发病是首屈一指的。随着健康科普的推广，现在大家基本都知道高血压要终身服药，一定要控制好血压。但是真正施行起来并不尽如人意。

很多人觉得高血压不疼不痒，没什么太难受的症状，顶多发病了就晕一会儿，很容易不当回事。

这种态度就是导致危险事件发生的主要原因，这在临床上屡见不鲜。我的身边就有这样的事情。

我的一个亲戚，是一个 76 岁的男性，高血压病史 20 多年，平时要吃两种降压药控制血压，血压平时基本控制在 18.7／10.7 kPa（140／80 mmHg左右）。

他在我和家人的劝阻下已经戒烟，但是酒怎么也戒不掉，有一次出去喝酒，一次喝了 400 mL 白酒、两瓶啤酒，喝完没多久就觉得恶心想吐、头疼得厉害，接着眼睛视物模糊，右侧肢体不能自主活动。

紧急送到医院，查头颅CT显示为脑出血，进行急诊手术好不容易捡回一条命，但是遗留了右侧肢体活动不利索的毛病。出院了以后，自己发誓再也不喝酒了。

从这个例子中希望大家可以重视并且避免生活中引起高血压的危险因素，提高自己的生活质量。这里，我给大家划"警戒线"，高血压患者一定要避免这两点：

1. 饮酒

据统计，我国 80% 以上的脑卒中由喝酒引起，而高血压又是脑卒中的高危因素。这是因为在饮酒的时候，酒精进入体内会短暂的扩张血管，使血压暂时下降，但是因为应激反应，过后很快就升得更高，加上饮酒后情绪激动等原因，造成脑卒中的发生。

因此，我国权威机构规定，高血压患者最好戒酒，如果不能戒酒也要严格控制每日酒精摄入量，要求小于 20 g，相当于一小杯白酒、一大杯葡萄酒、一瓶啤酒。

2. 吸烟

一方面，烟草中的尼古丁不但影响呼吸系统，还对血管壁有很大的损伤，会导致血管变脆变薄；另一方面，尼古丁还会使心率加快、血压升高，从根本上增加心脑血管发生危险事件的概率。

在疾病面前，希望大家能够自律，保持良好的生活习惯，不要去触碰"红线"。

　　有人说，医生和教师是一类职业，教师水平再高，讲得再好，也要学生自己理解到了才算学到了知识。医生也是一样，为患者做出诊断，开具处方，要患者自己定期服药、规律复查，才能更好地保持健康状态。

　　尤其是像高血压这类慢性病，患者要长期自我管理、配合医生才能最大限度减少并发症。

血压太高，小心脑卒中

　　很多人认为脑卒中是冬天的专利，也就是冬天才会是脑卒中的高发时间，其实不仅仅在冬天，在夏天，由于温度过高，脑卒中的发病率也是很高的，冬季和夏季这两个季节都是脑卒中的高发时段。

　　脑卒中在中国高居于死亡率之首，所以脑卒中在疾病中占有很高的地位，另外脑卒中还有五种特征，这五种特征都是脑卒中之最，脑卒中发病可以说是发病率最高的，死亡率也是最高的，致残率和致死率都是最高的，还有医疗费用高，复发率高，这些都是脑卒中的特点，仔细看来，这真是一种很棘手的疾病。

　　冬季和夏季为什么脑血管疾病高发呢？因为冬天的时候人的血管是拘急的状态，血管弹性也会相应地变差；夏天是由于天气炎热，血管是扩张的状态。这两种状态都是容易导致出现脑血管疾病的原因。

　　既然知道了脑卒中的高发时间，那么预防脑卒中就是一件很重要的事情了，那么该怎么预防脑卒中呢？我就给大家介绍一下，今天主要介绍脑卒中发生之前常见的症状。

　　我们先从最不让人在意的症状说起，一般都是与平时不舒服时的症状差不多，这才使我们能够忽视这些症状，包括头晕、恶心、呕吐、耳鸣和眩晕，这些症状在过于劳累的时候都会出现，所以很多人都不在意，然而这些症状发生在特定的人群，就应该引起重视了。

如果这些症状发生在高血压的患者身上，那么就需要警觉起来，这可能就是脑卒中的前兆，这个时候，首先要去测量一下血压，如果血压很高的话，就要做到及时地降压，同时去医院神经内科，做全面地检查，如果发现堵塞的现象，就要及时的疏通血管，这样就能够做到防患于未然。

除了这些容易被忽视的症状之外，再就是能够确诊的症状了，主要是一过性黑蒙的症状，这种症状一出现，基本就可以确诊，自己将要发生脑卒中了，需要立刻去医院就诊。

如果患者这个时候出现了口角喝斜，吐字不清楚，这就是已经堵塞在相应的部位，开始影响人体的功能了。

当大家出现上述症状的时候，要做到尽早就诊，这些症状是按照从轻到重排列的，尤其是高血压的患者，更应该留意身体的症状变化，做到最早发现、最早治疗，这样能够大大降低脑卒中后致残的风险，并且治疗得及时，一般也不会出现生命危险。

这几类人，你要小心高血压

说到高血压相信大家都不陌生，因为不管你到医院检查或者到药店买药还是参加社区的免费医疗活动都会先测一测你的血压是否正常。当然大部分人对自己的血压状况并不是特别"来感"，85% 的高血压患者都是在某一次偶然间测血压才发现，"原来我的血压高啊！"。想必当大部分人发现自己患上了高血压后都会有所疑问，为什么我就得了高血压呢？虽然高血压发病没什么征兆，但高血压可不是无缘无故就找上我们的。高血压这一疾病是有偏爱的人群的。今天我就给大家普及一下高血压偏好的口味。

1.高血压喜欢吸烟的人

有学者做过关于吸烟是否影响血压的实验，他们找到两组人群，一组是不吸烟的人群，另一组是吸烟的人群，给他们分别进行24小时血压的监测，结果研究者发现不吸烟的人群24小时的血压波动正常，而吸烟组人群的24小时血压监测发现一个有趣的现象，他们的血压像坐过山车一样有忽高的现象，经过对吸烟人群的询问，发现他们血压忽高的时段刚好是他们吸烟的时候。

香烟中含有多种对人体有害的物质，比如尼古丁、烟焦油、一氧化碳、亚硝胺等。这些有害物质能够引起我们身体的小血管发生痉挛，其中的烟焦油更能导致我们血管内壁的脂肪沉积，导致在我们吸烟后会出现血压升高、心率上升，心搏出量增多加重我们心脏的负担。

2.高血压喜欢易情绪化的人

情绪对我们血压的影响需要引起我们格外重视，我之前遇见一名女患者，她平时多次体检血压都是处于正常的范围内，但令人遗憾的是，她的儿子在上学途中遇到了严重车祸，知道消息后的她犹如晴天霹雳，陷入悲痛中不能自拔，不久后觉得实感头晕目眩，来医院就诊发现自己患上了原发性的高血压。现代医学研究显示，一个人如果长期处于愤怒、紧张、恐惧、惊吓会导致我们精密的中枢系统发生错乱、内分泌失调，使我们血管紧缩性神经占主导地位，增加我们的外周阻力，久而久之便会形成高血压。比如在高血压患者中我发现汽车驾驶员，A型性格人群，爱生气的人群偏多。

3. 高血压喜欢肥胖的人

一般肥胖的人体内脂肪偏多，体重基数偏大，相对于正常体型的人群来说心脏需要做更多的功来维持肥胖体型人群的身体需要。这样会加快我们小血管的硬化及左心室肥厚，提高患高血压病的概率，并且在临床上我对高血压患者治疗时也建议患者同时进行运动减肥。

4. 高血压喜欢老年人

由于随着年纪的增长，我们的血管会发生退行性改变，首先就是不同程度的动脉血管硬化，最先累及的便是我们外周的小血管，一旦外周小血管发生硬化就会大大增加外周阻力，增加心脏的负担，这也就是为什么大部分的老年人都会有不同程度的血压增高。

5. 高血压喜欢口味重的人

要说高血压是否有地域性的差异，不得不说在我国北方地区患有高血压病的人群明显高于南方人群。其中的原因就在于北方人在饮食习惯上更喜欢吃腌制的、重口味的食物，而南方人的饮食更偏于清淡。过多地食入盐能够增加我们血液的渗透压，为了保持渗透压的相对平衡就会使更多的水分被补充进来，增加循环阻力。

另外，盐分摄入过多还会使小动脉壁对缩血管物质的反应增加变得更加敏感，长时间的负荷就会增加患上高血压病的风险。

更加危险的单纯收缩期高血压

提到高血压，大家非常熟悉，我们身边都有很多高血压患者。曾经有位患者朋友开玩笑说，人过中年如果没有高血压反倒跟周围格格不入。虽然有夸张的成分，但是高血压的确已经是我国的第一大慢性病，60 岁以上人群的发病率更是高达 50% 以上。

高血压要吃降压药是大家都知道的事情。可是，高血压不是只有一种，我们的血压测量值通常这样表现出来：收缩压 / 舒张压，说明要参考这两个值综合判断。

前段时间，有个患者来找我看病，他经常觉得头晕、头胀，一量血压 20.0 / 9.3 kPa（150 / 70 mmHg），他周围的朋友告诉他，随着年龄的增长，收缩压就是会高上去，而自己的舒张压是低的，还不到 12.0 kPa（90 mmHg）就不是高血压，所以一直没吃降压药。

很多人都知道，如果血压大约 17.3 / 12.0 kPa（130 / 90 mmHg），就可以诊断为高血压。可是，临床上还有一种类型，就是前面这位患者的情况：收缩压大于 17.3 kPa（130 mmHg），可是舒张压却正常，压差大于 6.7 kPa（50 mmHg）。这就叫作"单纯收缩期高血压"。

这种类型大家不是很熟悉，临床上却十分常见，尤其是老年高血压患者中，单纯收缩期高血压占了 60% 以上。很多人不明白，高血压肯定是血压都高上去的，为什么会有的高有的低呢？

这主要还是与血管的老化相关。我们人体的大动脉中层富含弹性纤维和胶原纤维，可以使血管保持柔软弹性。这样心脏在射血的时候大动脉可以扩张，容纳血液以后再回缩，将血液逐渐向前推送。血管的扩张和回缩就能保持血压的平稳。

当人老了以后，人体中的弹性纤维逐渐流失、断裂，取而代之的是胶原纤维更多了，再加上钙质沉着，血管逐渐僵硬，失去弹性。僵硬的管壁无法膨胀自如，在接受心脏输送的血液时，压力就会骤然增大，就形成了我们单纯增高的收缩压。

脉压大对血管壁的冲刷作用就强，对血管的损伤很大，更容易引发心脑血管危险。所以，这种高压高、低压一点儿都不高的"单纯收缩期高血压"其实是更危险的一种。

这里再强调一下，单纯收缩期高血压的诊断标准主要有三个方面：第一，年龄大于等于 65 岁；第二，收缩压（也就是常说的高压）大于等于 18.7 kPa（140 mmHg）；第三，舒张压（大家常说的低压）小于 12.0 kPa（90 mmHg）。

符合这三条即可诊断。一旦确诊单纯收缩期高血压就一定要尽早就医。原则上，首次发现血压高于正常，可以先进行三个月的非药物治疗，比如改善生活作息等。如果过了三个月血压仍然较高，就需要药物治疗了。

单纯收缩期高血压既然是血管老化导致的，那是不是不需要治疗呢？

当然不是，据研究表明，服用药物控制血压的患者临床危险事件明显降低，其中脑卒中发生率降低 39%，冠心病发生率降低 25%，总体死亡率降低 27%。所以，单纯收缩期高血压患者积极治疗，其长期获益性是很明显的。

正是由于单纯收缩期高血压的特点，一旦出现这种情况，要尽快就医，由专业医师指导用药，不能自己随便买降压药吃，以免将舒张压降得太低，出现危险。

这三个高血压误区，很多人都有

高血压是一种常见的慢性疾病。近年来，高血压的发病年龄逐渐低龄化，很多 20 多岁的年轻人也会得。现在的主流观点认为，这种趋势主要与生活环境、饮食习惯、压力、遗传等因素相关。

高血压既然是一种疾病，当然就需要治疗，但是关于高血压的用药目前还存在很多误区。我们今天就来谈一谈高血压的治疗用药误区。

1. 害怕吃药

相当一部分人认为，降压药一吃就得吃一辈子，所以能不吃就不吃，经常是血压高了，或者觉得头晕不舒服了吃一两次，血压恢复正常马上就停药了。

这是非常可怕的一种错误。大家要明确高血压的治疗原则是：一经诊断，终生服药。

长期的高血压会损伤血管，引起心脑血管疾病、肾脏功能受损、眼部疾患等，缩短寿命、降低生存质量。因此，从长期获益性来说，服用药物帮助血压稳定，显然会给身体带来更大的益处。

间断服用降压药会造成更加剧烈的血压波动，更不利于身体健康；另外，不规律服药也会导致身体对降压药物的敏感性降低，长此以往，血压更难控制，有的人甚至联合好几种降压药效果也不理想。

2. 盲目吃药

有的人知道自己是高血压，懒得去医院看病，听别人说哪个降压药好用，就自己去药店买来吃，这是非常危险的。因为降压药物根据不同的作用机制分为好几类，除了专业的医生，很多人都弄不明白。

不同种类的降压药都有禁忌证，比如，窦性心动过缓的患者服用β受体阻滞剂类来降压，可能在降低血压的同时把过慢的心率压得更慢，从而引发生命危险。所以，降压药物吃什么、怎么吃要到医院就诊由专业医生决定。

3. 长期不复诊

在临床上，这类患者非常常见，自身对高血压很重视，到医院就诊调降压药也很配合，调好药物以后检测血压非常稳定，就觉得完事大吉，长期遵照这个降压方案。

我在临床经常遇到这种患者，知道自己有高血压，也去医院看了，每天也按时吃药，可是血压控制得并不理想，有些甚至发生了脑卒中或者心脏病来医院住院，才知道血压没控制好。

要知道，高血压是一种长期慢性病，我们服药的目的是控制血压，药物也要根据血压的情况做出相应的调整。一般建议高血压患者，在血压控制平稳的情况下，三月复诊一次。如果血压超出目标值3次以上，应随时就诊。

哪些食物可以帮我们降血压

高血压患者很多，所以对于控制高血压这件事，应该放在生活的方方面面，撇除降血压的药物不谈，今天我们就谈谈食物，谈谈哪些食物能够降血压。

先从水果谈起，讲一讲哪些水果适合降血压。

第一种是猕猴桃，最新研究表明，吃猕猴桃能够降低高血压，每天可以吃三个猕猴桃，这样坚持，能够起到降压等作用，以前人们说苹果可以降低血压，现在的研究表明，猕猴桃降低血压的作用要比苹果更加显著。

第二种是橙子，橙子中含有丰富的维生素C，能够增强人体的免疫力，还可以起到降血压的作用，每天可以吃两个橙子，或者是榨汁服用，效果都是很好的。

第三种是山楂，山楂既是一种水果，也是一种中药，山楂能够起到扩张血管，降低血压和胆固醇的作用，比较适合高血压同时还有高脂血症的患者服用，可以直接生吃，也可以晒干了之后泡水喝，还可以在煲汤的时候放在汤中，做食疗。

第四种是香蕉，通常情况下，含有丰富维生素的水果一般都是可以提高身体的免疫力的，香蕉中含有丰富的维生素。第一能够提高身体的免疫力；第二可以降血压。但是香蕉含有的糖分非常多，不管是不是高血糖的患者，都不适合吃太多香蕉，可以配合着其他的水果，多种类一起食用。

讲完了降血压的水果，接下来讲一讲降血压的薯类。

首先讲的是红薯，红薯可以说是一种保健食品，它含有丰富的淀粉和膳食纤维，还含有丰富的维生素以及微量元素，相关的研究表明，红薯能够保持血管的弹性，所以可以用来降低血压，高血压患者可以在主食中加入红薯这种食物，能够保持血管弹性，尤其对于动脉粥样硬化的患者，更是十分的适用。

其次是山药，山药也属于药食同源的物质，在中医中药里面讲，山药入肺脾肾三经，能够健脾、益肾、补肺，所以吃山药相当于在滋补肾精，比较适用于肝肾亏虚导致高血压的患者。

讲过了降血压的薯类，再讲一下降低血压常见的蔬菜。蔬菜要比之前讲的水果和薯类更加常见，这个是每家每户每天必须要吃的东西。

第一种是芹菜，芹菜降血压我想大家应该都能了解，因为芹菜中含有的酸性物质，能够起到降压等作用，可以增加血管的灌注还可以扩张血管，同时芹菜中含有丰富的粗纤维，很适合老年人有高血压又有便秘的患者服用。

第二种常见的蔬菜是韭菜，韭菜中含有的挥发油成分能够降低血压和血脂，韭菜也属于药食同源的物质。韭菜可以通阳，所以阳气不足的患者可以多吃韭菜，但是本身就上火的患者还是不适合多吃韭菜。

以上讲的就是适合高血压患者日常调理的食物，了解了日常的饮食控制，才能将降压控制在方方面面。

三、糖尿病

关于糖尿病的几组重要数字

中国现在已经是糖尿病大国，我国的糖尿病患者人群已达 11.6%，约 1.4 亿人罹患糖尿病。更为可怕的是，成人糖尿病前期的人数约 5 亿，已占总人数的 50% 以上。也就是说，平均每 2 个成年人中，就有 1 个即将成为糖尿病患者或者糖尿病潜伏人群。

这是一组非常可怕的数字，直观地向我们揭示了糖尿病对国人的危害。但是由于对糖尿病的了解不够，很多人并不知道自己患有糖尿病，有的甚至知道了也没有重视。

很多人对"糖尿病前期"这个词非常陌生。其实糖尿病前期就是介于糖耐量正常与糖尿病之间的一种状态，提示有胰岛素抵抗或者胰岛细胞功能受损，如果在这一阶段不注意，任其发展就会变成糖尿病。

事实上，在糖尿病前期，机体就已经开始出现某些血管和神经的损害，血糖的增高会导致血管内皮的损伤。据研究显示，很多糖尿病前期的人群已经出现血管的增厚、粥样硬化等改变，诱发冠心病。

糖尿病前期主要包括空腹血糖受损和葡萄糖耐量减退两个方面。要想知道自己的血糖处于什么阶段，最直观的方法就是静脉血检测。主要看两个指标：空腹血糖和餐后两小时血糖水平。

根据 2017 版《中国 2 型糖尿病防治指南》，血糖正常的情况下，空腹血糖在 3.9～6.1 mmol／L 之间；餐后 2 小时血糖在 4.4～7.8 mmol／L 之间。

如果空腹血糖≥ 7.0 mmol／L，或者餐后 2 小时血糖≥11.1 mmol／L，就可以诊断为糖尿病。

如果空腹血糖在 6.1～7.0 mmol／L 之间，就叫空腹血糖受损；如果餐后 2 小时血糖在 7.8～11.1 mmol／L 之间，就表示有葡萄糖耐量减退的情况，这两种出现任何一种或者两种并存都叫"糖尿病前期"。

按照这样的诊断标准，我国很多成年人都是糖尿病前期的人群，其中绝大多数都不知道自身的情况。

临床医生非常重视糖尿病前期这一阶段，因为这一阶段是可以逆转的，如果及时调整饮食、生活作息，是可以挽回局面、不变成糖尿病患者。

不注意糖尿病，可能是一身病

很多人尤其是老年人在聊天的时候喜欢说自己是"一身病"，很大程度上是一种夸张的说法。但是真的有一种疾病，如果不加控制，就会变成名副其实的"一身病"了。这种疾病就是糖尿病。

我们不停地向人们宣教糖尿病的危害，是因为糖尿病不是单纯地像大家想象的那样，只是不能吃糖，真正可怕的是糖尿病有各种严重的并发症。

糖尿病造成血糖升高，高血糖的状态会逐渐损害我们的神经末梢和微小血管，最终导致多脏器的功能减退，末梢部位的缺血甚至坏死。所以就成了老百姓常说的从头到脚都是病了。

在头部来说：糖尿病视网膜病变，日久会影响视力，严重的还会失明；听神经受到影响，会出现耳鸣、耳聋；脑血管受到损害，出现缺血性的脑卒中，或者认知功能损害，发生痴呆。

在颈部：颈动脉硬化、颈动脉狭窄，容易发生休克或心脏损害。

全身症状：

第一，糖尿病肾病。在糖尿病的所有并发症中，糖尿病肾病被称为"糖尿病中的癌症"。因为肾脏是一个"血管球"，如果血糖得不到有效控制，就会损伤血管，肾脏的血管也会遭到破坏，肾脏排出身体毒素、重吸收营养物质的功能就受到影响。

特别是到了Ⅲb期以后的糖尿病肾病，肾脏已经出现了不可逆转的损害。患者会有明显的水肿，大量的水液积聚体内，日久影响心肺功能；肾脏结构遭到破坏，会从尿中流失大量营养物质，如白蛋白、微量元素等，从而造成低营养状态。

当进入肾衰竭期，患者就必须终身定期透析，维持生命，生活质量非常低。

而这种严重的并发症，发病率也很高，大约有 1/3 的糖尿病患者会发生糖尿病肾病，所以大家要足够重视。

第二，糖尿病周围神经病变。糖尿病还会损害运动神经，从而出现运动障碍，如眼肌运动受到影响，出现抬睑无力、复视等。

更多的糖尿病患者在疾病过程中会出现四肢末梢感觉不敏锐，对疼痛、冷热感觉不敏感，或者有蚁行感、麻木感、刺痛感、灼烧感等异常感觉，还可能表现出怕冷等感觉。这是因为血糖控制不佳，感觉神经受损，不能将感觉正确、及时地传递到大脑导致的。

人类对外界不同的刺激产生不同的感觉，从而及时做出反应，进行自我保护。如果发生感觉障碍，除了异常感觉会使患者非常难受以外，还很容易造成危险，比如不能正确感知冷热，发生烧伤、冻伤等。

第三，胫骨前色素斑。这是糖尿病非常普遍的典型皮肤表现。由于皮下微血管受到损害以后，容易在磕碰、外伤情况下受到损伤，从而产生的皮肤色素沉着斑。

第四，皮肤症状。皮肤是人体最大的器官，很多的系统性疾病都会在皮肤表面有所改变。据统计，约 1 / 3 的糖尿病患者会出现皮肤表现。在临床上最常见的皮肤表现是皮肤瘙痒，而且瘙痒是持续不缓解的。

第五，糖尿病的胃肠神经病变，主要表现为腹泻、便秘交替出现。

第六，下肢血管病变。下肢动脉硬化症、糖尿病足等，轻则伤口不易愈合，重则下肢组织坏死，甚至需要截肢。

有家族史的人如何预防糖尿病

糖尿病是现在的一种常见病与多发病，可以这样说，基本每一个中国人，他的直系亲属或者是亲戚都会有至少一个人是糖尿病患者，这也体现了糖尿病在中国的高发情况。

　　因为糖尿病的高发，所以很多人其实都会有糖尿病的家族史，什么叫作糖尿病家族史呢？就是指个人有糖尿病患者的直系亲属，比如自己的父母、爷爷奶奶是糖尿病患者。一般有家族史的人，患有糖尿病的概率与普通人相比，要高出 10%～20%，所以家族史这一点也是不可小觑的。

　　那么对于有家族史的人来说，应该如何预防糖尿病呢？这也是一个比较重要的问题。

　　对于本身就有家族史的人来说，每天的运动和饮食就必须要有一定的限制，因为毕竟有家族史的人，更容易出现糖耐量的异常，所以谨慎一点儿是很重要的。

　　先来说说饮食，一般情况下，有家族史的人员在饮食上应该注意以八分饱为主，尽量减少主食的食用量，含淀粉类食物用量也应该尽量减少，同时配合运动。一般，中等体力的运动每天至少做 20 分钟，因为只有运动到 20 分钟之后，身体的糖分才会开始消耗，才能增加糖的消耗量。

　　饮食和运动是决定糖尿病是否能够发生的直接因素，除了这两点因素之外，还有吸烟和睡眠，其中吸烟的糖尿病患者的发生率占 33% 左右，而主动吸烟和被动吸烟都是对健康不利的，都容易增加糖尿病发生的风险。

　　最后说一下睡眠因素，现在的研究表明，睡眠对血糖的影响也是很高的，对于长时间睡眠时间小于 7 小时的人来说，患有糖尿病的风险就会增加 14%，这还是一个比较客观的数字，人的睡眠时间最好是在 7～8 小时，可以偶尔的低于 7 小时，但是不可长时间地缺乏睡眠，不仅仅会影响血糖，对于心脑血管的影响也是很高的。

所以对于本身有家族史的人来说，是需要先把饮食和运动放在首位的，其次是吸烟和睡眠，有吸烟史的人可以戒烟并且尽量少接触吸烟人员，防止吸二手烟，最后保证充足的睡眠也是很有必要的。

什么是糖尿病周围神经病变

据调查，我国的糖尿病患者，真正接受治疗的只有 1／3 左右。这部分接受治疗的人中血糖达标的只有 40%。也就是说，大部分的糖尿病患者没有得到有效的治疗。血糖不达标会引发一系列严重的并发症，其中最常见的并发症是周围神经病变。

糖尿病周围神经病变是糖尿病的一种常见并发症。糖尿病周围神经病变的发病与糖尿病患病时间呈正相关。如果糖尿病病程超过十年，有很多患者会合并周围神经病变；如果血糖控制不理想，可能发病几年之后就有明显的周围神经病变症状。

糖尿病周围神经病变的患者，通常先是肢体末梢，如手指、脚趾的感觉不敏锐，像是戴着厚厚的手套、袜套一样，对疼痛、温度的感知下降。随着病程的进展，逐渐向上发展到腕关节、踝关节，如果还不能及时控制，甚至会出现手臂、小腿的感觉丧失。

感觉迟钝会增加患者受伤的风险，如烧烫伤、冻伤、意外伤等；而深度感觉障碍还会导致步态不稳、容易跌扑等。

除了感觉不敏锐，很多周围神经病变的患者还会出现异常感觉，如肢体深部的刺痛或烧灼样疼痛，尤其是在夜晚，疼痛更加明显，严重影响患者的生活质量。

如果损伤自主神经，还会表现出该神经支配的脏器功能障碍。表现在心血管，可能会出现直立性低血压、心率异常等；消化系统受到影响，可能出现吞咽困难、消化不良、腹泻便秘交替发生等；支配泌尿系统的自主神经受累，会出现尿潴留、性功能障碍、反复泌尿系感染、肾衰等。

所以，周围神经病变要早发现、早治疗，任其发展会造成不可逆转的损害。那么如何判断是否已经出现周围神经损害了呢？临床上主要通过体检的方式。

糖尿病周围神经病变的早期筛查需要借助一个小工具来进行。这个工具就是特制的尼龙丝，接触皮肤表面能造成 10 g 左右的压力，医学上称之为 10 g 尼龙丝，所以这个实验就叫 "10 g 尼龙丝实验"。

检查时，让患者脱去鞋袜，平卧放松，闭上双眼，分别在指尖、手掌和脚尖、脚掌各随机选取 10 个部位，用尼龙丝的尖端垂直接触皮肤表面，看患者能否准确回答出接触部位。

如果有 1～3 个部位无感觉，说明保护性感觉已经减退；如果超过 3 个点无感觉，说明保护性感觉已经丧失。

这个检查非常方便，患者在门诊就能进行。因此，糖尿病患者以及糖尿病前期的人群在就诊时要积极配合医生检查，以便及时发现问题，尽早干预治疗。

患上糖尿病，小心"糖心病"

由于许多的糖尿病患者并没有什么医学知识，所以提起"糖心病"很多人肯定是不理解的，为什么要提起"糖心病"呢，因为在糖尿病的人群中，患有心脏病的人很多，并且糖尿病患者的心脏病和普通人的心脏病并不相同，下面我就一一为大家介绍。

首先我们得明白"糖心病"的概念。"糖心病"即糖尿病性心脏病，是糖尿病患者并发或伴发的心血管疾病，包括糖尿病心肌病变、心血管自主神经病变、高血压以及冠状动脉心脏病变。

"糖心病"与普通的心脏病相比有很多的不同，比如"糖心病"患者心脏血管堵塞的部位是弥漫的，但是正常人的血管堵塞是点状的，糖尿病患者出现心脏相关问题的时候，抢救成功率很低，并且预后不是很好，还有一点是糖尿病型心脏病意外发生的风险高。

"糖心病"患者有这么多的危险因素，所以最好能及早发现这个"糖心病"，那么有没有什么临床表现能够让人们发现新糖心病的存在呢？如果患有糖尿病的人出现胸闷、气短、乏力、咳嗽等症状的时候，就应该注意了，应该去医院做个检查，看看有没有"糖心病"。当然还有一部分表现得比较明显，那就是心前区疼痛。

对于"糖心病"的患者，控制住血糖的波动很重要，对于血糖控制不稳定的患者，常常需要检测 24 小时血糖，看看影响血糖波动的原因是什么，找到原因就应该好好地控制诱因，如果血糖高的诱因是来自饮食，那么就去控制饮食，如果来自黎明现象或者苏氏现象，就要去医院，找专门的人来调控血糖。

有的人餐后血糖很高，这样的人是非常危险的，因为空腹血糖不能评估死亡的风险，但是餐后血糖和死亡就密切相关了，可以说是死亡的高危因素。所以应该好好地控制餐后血糖，对于餐后血糖比较高的，可以选择粗粮作为主食，尽量不要把马铃薯、红薯之类的含糖食物做菜，这样会不知不觉增加了含糖食物的摄入。

"糖心病"的人要养成良好的血糖监测习惯，要多监测自己平时的血糖。血糖监测分为 7 个时间段：空腹，三餐前，三餐后 2 小时。血糖平稳了，心脏病才可以控制好。

糖尿病综合管理，远离误区

有糖尿病的患者，常常想着迅速地将血糖降下去，然而在血糖控制里，这些患者还是存在着很多的误区的，比如该不该迅速地降低血糖，还比如是不是患有糖尿病就应该不吃主食，或者不吃肉只吃菜，或者是不是患有糖尿病之后，就只能吃药了。

接下来我就这些误区，来谈一谈糖尿病患者的综合管理。

我们先来说一下糖尿病患者的血糖控制原则，如果糖尿病的患者是青年人的话，那么患者血糖是应该迅速地控制下来的，因为只有将血糖控制住，才能及时地改善胰岛素抵抗的状态，但是这种快是有一定限度的，也不能第一天就加很大量的胰岛素，这个需要进行计算。

除了青年人，如果老年人得了糖尿病并且患者的血糖很高的时候，就不能迅速地降血糖，并且血糖控制的标准也应该放宽，也就是老年患者的血糖可以比正常的稍微高一点儿，这些高出来的血糖，反而有利于老年人的健康。

那么血糖下降太快到底有哪些影响呢？首先会损伤脑细胞，因为脑细胞会从一个高糖的状态，突然就变成低糖状态，脑细胞没有一个转换的过程，所以就会损伤脑细胞。除了脑细胞之外，心肌对糖的要求也是很高的，所以要是突然间的血糖降低，也会使心肌受损。

接下来我们要讲的是糖尿病患者的饮食问题，糖尿病患者到底应不应该吃主食呢？答案当然应该吃，并且必须吃主食，但是糖尿病患者主食的食用量不应该太过，要减量，但是糖尿病的患者代谢又比较高，所以可以采取这样的方法，也就是将中午和晚上的饭量减少一点儿，放在两餐之间，这样既能够保证每天摄入的能量，也能够避免给胰岛带来负担。

糖尿病患者患有糖尿病之后，不一定开始就是要吃药的，其实糖尿病刚刚开始的阶段，如果患者还是在胰岛素的代偿期，那么这个时候完全可以通过运动进行改善症状，如果每天坚持运动 1 小时左右，患者的代偿期慢慢会得到改善，也就是患者的代偿期是能够治疗好的。

但是如果患者已经到了失代偿期的时候，就要通过药物加上运动了，每天运动不能低于 40 分钟，其实在糖尿病的治疗大纲里面，排在第一位的就是运动，所以除了药物之外，运动也是不可小觑的。

以上几点是我给大家纠正的误区，也是糖尿病的控制规范，希望大家能够遵守。

患上糖尿病，一定要"精打细算"

我们很多人都知道，食物的种类会影响血糖，也就是吃了含淀粉量比较高的食物，我们的血糖升高得比较快，吃了含有蛋白质比较多的食物的时候，血糖升高得就比较慢，但是很少有人知道，血糖升高的快慢，与我们饮食的顺序还是相关的，今天我给大家介绍的就是这个饮食的顺序与血糖的关系。

通常情况下，我们知道，喝粥血糖上升得比较快，因为粥是很烂的，所以吃到胃里的时候，基本不用再次研磨消化，能够被迅速地吸收，增加我们的血糖，所以糖尿病患者不适合喝粥。

但是如果在喝粥之前先吃一点儿蔬菜，这个时候再喝粥，就会发现，粥的吸收率没有那么快了，这就是食物的顺序与血糖升高的关系。从这个例子里面，我们就能看出来，血糖的升高快慢，是与饮食的顺序相关的，先吃饭后吃菜，血糖升高加倍，先吃菜后吃饭，血糖升高就没有那么快。

这就要求我们平时在吃饭之前，先要吃一下蔬菜或者肉类，另外糖尿病的患者最好少喝点儿粥，即使是在吃完蔬菜之后喝粥，其实也不利于血糖的控制，还是会升高血糖。

介绍一下如何计算到自己一天主食的量，这是根据自己的身高来计算的，比如你身高是 1.7 m，后面的数字是 7，这就证明你一天可以吃350 g米饭，再根据自己的胖瘦情况上下浮动50 g。

综合来说，糖尿病患者的整体饮食应该是定量并且有顺序的，主食的量大约根据身高的后两位数字来定，饮食的顺序就是先吃菜，再吃饭，当然不吃主食的做法是不对的，这样会导致体内脂肪、蛋白质的分解，出现脂代谢异常以及尿中酮体的升高。

糖尿病需要的是综合化的管理，饮食占了很大一部分，接下来我再跟大家说一说相关的食物，血糖生成指数的不同，我们分高血糖生成指数食物，中血糖生成指数食物，低血糖生成指数这三个方面。

高血糖生成指数食物：精致谷物，比如说精致的大米等；蔬菜中的南瓜、胡萝卜等；水果中的西瓜、葡萄、菠萝等。

中血糖生成指数食物：谷物中的玉米等；薯类中的山药等；蔬菜中的带根茎的蔬菜；面包中的全麦面包等。

低血糖生成指数食物：谷物中的黑麦荞麦、豆类等；薯类中的马铃薯等；面包中的高纤维面包等。

对于糖尿病的患者，我们推荐的是低血糖生成指数的食物，中血糖生成的食物偶尔吃一次还是可以的，但是高血糖生成的食物，就尽量不要吃了，经常服用高血糖生成的食物，会导致血糖波动明显，不利于控制血糖。

第十一章
合理运动是不花钱的保心良药

　　近几年来，随着人们经济收入的逐步提高，私家车越来越普及，出门以车代步，使很多人的运动量正逐渐减少。沉重的工作压力，无休无止地加班，丰盛的夜宵……正在开拓人们的胃口，使肥胖也好似流行病一般传染开来。以命换钱的奋斗方式，开始引起人们的普遍忧虑。越来越多的人意识到，当自己用健康换来金钱时，再多的钱也买不回健康的身体了。

　　许多单位在每年的例行体检中，员工中血压高、血糖高、血脂高的"三高"群体都在呈壮大趋势发展。三高症早期时可能会毫无征兆，也没有什么异样的感觉，通常是在健康体检时被查出。在医疗保健单位做身体检查时，中老年人必检的常规项目是化验血糖、血脂，测血压，检查之后便可知道自己是否患有三高症。但"三高"在较多人群中并不是指三项指标都增高，它们是可以单独存在的。例如，糖尿病患者易同时得高血压或高脂血症，动脉硬化形成和发展的主要因素又是血脂高，而患有动脉硬化病症者的血管弹性差会加剧血压升高，致使后期形成三高症。

三高症严重的，晚期时会危及生命。三高名列于导致心脑血管疾病的危险因素之中（高血压、高脂血症、糖尿病、肥胖和吸烟是导致心脑血管疾病的其他因素）。经医学研究发现，动脉硬化形成和发展的主要原因就是由三高引起的。所以，预防和控制三高可减少心脑血管病的发病率和死亡率。

18世纪法国名医蒂索说：运动就其作用来说，可以代替任何药物，而任何药物都无法代替运动的良好作用。预防三高和心血管疾病的最佳方法是运动锻炼。持之以恒地锻炼有助于减少体内脂肪，尤其是腹部脂肪。内脏脂肪的减少，可以改善机体的糖耐量及血糖控制。

研究发现，有规律的健身活动不但可预防高血压的发展，而且还可以降低血压。运动可以松弛肌肉、扩张血管、减轻体重、调节神经、愉悦身心，并减少胆固醇阻塞血管，从而有助于降低血压。对轻度高血压的病人而言，短期体力活动可以持续8～12小时的降压效果；中度体力活动16～32周以后，可使舒张压降低，甚至在停用抗高血压药物后，仍可以保持较低的血压值。同时体育锻炼还能够降低血压，并改善机体高凝状态等多种效果。

一、预防高脂血症的运动方法

中国的高脂血症人群已经超过1.6亿，而且有专家指出，近几年心脑血管疾病正以呈年轻化的趋势发展，血脂增高在其中起到了不容忽略的作用。专家一致呼吁：高血压、高脂血症、糖尿病、肥胖和吸烟是引发心血管疾病最重要的危险因素，防治血脂增高也刻不容缓。

很多人被查出有血脂过高的状况时，常常会表现得非常紧张而又不知所措，便急于服用一些降脂药物，这样做效果并不理想，还有可能出现不良反应。高脂血症也被称为"生活方式病"或"现代文明病"。研究结果表明，治疗高脂血症的基础是合理调整生活方式，调整的关键是改变饮食习惯和参加适度锻炼。

为了防治高脂血症，有人可能会选择节食，但即使是适当节制饮食也可能会使热量代谢达到负平衡，节制饮食只是一种相对消极的方法。如果想达到明显的降血脂效果，经常参加体育锻炼是很好的方法。据调查，进行较长时间的有氧锻炼，如慢跑、长距离步行等运动比较适于降低血脂。

行走、慢跑、爬山等有氧健身运动，对平衡体内血脂的作用非常明显。有氧运动还可以为人体内的血脂代谢健康提供条件，因为在运动中，对人体的一些消耗会成为帮助血脂代谢过程的好帮手。有氧健身运动主要指走、跑、跳、登山，以及健身房的有氧健身运动。另外一个控制血脂增加的手段是：有氧运动+肌肉训练+严控高热量食品。

1992年，WHO（世界卫生组织）提出用步行健身的建议。美国最新的一项研究表明，进行适当、有效的步行，有明显降低血脂的作用，还可以预防动脉粥样硬化和防止冠心病。因此，步行对高脂血症患者而言，既可以强身健体，又可以治疗疾病。

那么，怎么步行最健康呢？应该采用大步缓行的方式，要领就是把手臂摆起来。摆出前臂时，最好高于心脏水平线，或与肩同高；后摆臂时，应尽可能地向后摆动，保持身体与地面垂直。

具体的做法是这样的：左臂摆至心脏水平线后，右腿向前尽力迈出；两脚站稳后，身体成前弓箭步下蹲，下蹲时尽量使右腿的大腿与地面保持平行，向后蹬的左腿努力蹬直，停留一会儿；之后两腿同时用力，身体站起后，交换腿迈步；后腿向前迈时，要由脚踝发力，尽量向前伸；两手配合双腿保持身体平衡；保持身体与地面垂直，不要前扑，也不要后倒。两脚开立，距离约有一只脚的长度。做每一步动作时不要太快，达到有效的动作幅度和质量。

大步走可以改变肌肉的用力模式，用力摆动的双臂也会更加强劲、更有利于加快血液循环，促进新陈代谢，增强心肺功能，同时也可以加强髋、膝、踝、肘、肩等关节的活动强度，使得这些部位的肌肉、韧带、肌腱更有劲、更富弹性。建议100米的距离，男士最好用80~100步走完，女士则用100~120步走完，在每一步都达到标准的情况下，每天坚持走200~500步。不用速度快，但一定要注重质量。

走步之前，要做好运动前的准备活动，尤其注意活动腰部，使胯和髋关节松开；活动腿部，拉开腿部韧带，同时不要忽视活动脚踝，以免在进行大步走时伤了关节和韧带。不要急于求成，注意循序渐进。在雨雪天气时，应提高警惕，防止因路面湿滑而摔伤自己。

二、预防高血压的运动方法

高血压是一种生活方式病，吸烟、过度饮酒、缺乏运动、过多食用盐、身体超重等都会引发高血压。高血压会严重损害人体的心脏、肾部、脑部等一些重要身体器官，严重者甚至有可能让人失去生命。概括来说，高血压对身体的损伤主要表现在"三伤"。

一是伤"心"——高血压会改变心脏的结构和功能。长期升高的血压，心脏的左心室泵血阻力会上升，使其长期处于超负荷状态，因代偿而逐渐肥厚、扩张，增加心肌耗氧和心肌重量，却没有相应的供血增加。同时，高血压因损害冠状动脉血管，使其发生粥样硬化，使血液减少对心肌的供应心肌。两者共同作用时，会引起心脏出现心绞痛、心力衰竭、心律失常、心肌梗死等问题。

二是伤"脑"——长期高血压会严重损害脑部小动脉。微小血管堵塞，会形成腔隙性梗死，致使脑萎缩，导致阿尔茨海默病。脑动脉硬化，会使小动脉管壁发生病变，引起管壁增厚，管腔狭窄，从而形成脑血栓。因脑血管比较薄，硬化时则更加脆弱，血压波动易发生痉挛破裂，使其形成脑出血。出血、血栓、腔隙灶（卒中）和血压密切相关。

三是伤"肾"——若不控制高血压，在5～10年，甚至更短的时间内，人体就会出现轻度或中度肾小球动脉硬化。入球小动脉是肾小球动脉硬化的主要发生地，入球小动脉如果因高压发生管腔变窄甚至是闭塞时，则会引发肾小球纤维化、肾实质缺血、肾小管萎缩等问题。主要表现是夜尿变多，尿常规检查时会有少量蛋白尿。若进一步发展，将会出现大量蛋白尿，体内排泄代谢废物时受阻，尿素氮、肌酐迅速上升。此时会加重肾脏病变，导致血压上升，舒张压可能会高达130mmHg，并伴随出现肾单位、肾实质坏死，最终引起尿毒症或肾衰竭。

适当的有氧健身运动，非常有益于防治高血压。那么，到底有氧健身运动对治疗高血压有什么好处呢？在进行有氧健身运动时，虽然人体的肌肉运动强度低，但确有明显的肌肉运动节奏，并可达到一定的时长。人体血管的开放量，血液与血管之间压力模式的改变，以及运动过程中对血液中物质的消耗等，都可以平衡血压。

适合高血压患者的运动有氧健康大步走、慢跑、游泳、骑自行车等，最佳的锻炼方式是全身性的肌肉训练。每周锻炼3～5次，每次30～45分钟，同时坚持进行肌肉锻炼，例如健骨操、俯卧撑、仰卧起坐、深蹲起等，如果想获得更明显的效果可以借助哑铃、杠铃等健身器械进行力量练习。

适合高血压患者的体育运动一般强度都不大，以下几种不妨尝试一下：

1. 步行（适合各种高血压患者）

进行较长时间步行后，舒张压会有明显下降，也随之改善其症状。步行时间可选在早晨、黄昏或临睡前，每天1～2次，一般为15～50分钟，步行速度可根据个人身体状况而定。散步对高血压初期或急性期会有明显功效，但2～3个月后效果会逐渐下降，所以要不断提高步行速度、时间或距离。

2. 跑步（适合年轻高血压患者）

慢跑时，高血压患者的心率要控制在每分钟130次左右，运动距离为3～4千米，或是时间为30分钟左右。坚持慢跑可让血压平稳下降，脉搏平稳，增强代谢机能，从而减轻或消除高血压症状。

3. 太极拳（适合于各期高血压患者）

太极拳对防治高血压有显著作用。据某地区调查显示，50～89岁老人中，长期坚持练太极拳的人，其平均血压值为134.1/80.8mmHg，明显低于普通的同龄老人（154.5/82.7mmHg）。

打太极拳有三大好处：一是太极拳动作轻柔，可以放松全身肌肉，使血管放松，促进下降血压；二是太极拳是用意念引导动作，可以使人精力集中，平静内心，有利于消除因精神紧张而对人体的刺激，还有助于血压下降；三是太极拳动作中含有平衡性和协调性，可以帮助提高高血压患者动作的平衡性与协调性。因为太极拳种类多种多样，有简有繁，练习时可依个人状况选择。

三、预防糖尿病的运动方法

糖尿病是胰岛功能减退、胰岛素抵抗等而引发的糖、蛋白质、脂肪、水和电解质等一系列代谢紊乱综合征。许多糖尿病患者的病都是因吃而来的，营养过剩的饮食方式造就了大批的2型糖尿病患者。典型病症表现是出现多食、多饮、多尿、消瘦，即所谓的"三多一少"症状。对于"三多一少"的糖尿病患者，多运动少饮食是最佳的养身方式。

对于糖尿病患者，即使再好吃，也要少吃点儿。如何才算是"少吃"呢？要注意两点：一是量少，二是热量值少。所以糖尿病患者要尽量少吃热量高，或是含糖量高的食物，这样才能减少摄入的总热量。

2型糖尿病的祸首主要是"营养过剩"，虽然2型糖尿病病人的胰岛素分泌正常，但由于体内细胞脂肪含量过高，对胰岛素不敏感，于是降低了胰岛素转换糖原的能力，使其身体中多余的血糖无法储存到脂肪中，造成大量血糖弥散在血液里，最终引发糖尿病。

治疗糖尿病，除了少吃含糖，或是少吃含脂肪的食品，经常运动也可以帮助治疗糖尿病。而且运动不仅可以治疗糖尿病，还有助于治疗糖尿病所引起的相关疾病。

由于每位糖尿病患者体质不同、病情不同、生活方式不同、心理状态不同，身体素质不同，所以个人状态是千变万化的。每个人的身体素质不同，体质不同，对糖尿病患者的体质分析主要也是通过对身高、体重、心肺功能、肌力、柔韧性、反应能力等人体的身体形态指标、生理功能指标、人体体能指标的单一分析、多项指标的综合分析，进行体质分析和评价。

如果对糖尿病控制得当，终生都不会出现什么问题。而有些人一旦得了糖尿病，则会立刻显现并发症。那是因为这类患者，在患病之前或之中受糖尿病侵害的器官已经出现了问题，而糖尿病只是起了催化作用。许多糖尿病患者一身多病的主要原因，是因为不重视预防糖尿病并发症。因此除了治疗糖尿病，运动也是防治身体中的其他病情、病况的关键。

通过运动、饮食、医药治疗之后，患者自己的身体状况会出现好转，所以这就要求病人在进行一段时间的运动锻炼后，要适当调整运动模式。因为进行适宜的调整，不仅可以改进健身内容，还可以保障健身者体质的提高，这是很重要的一点。总体来所，进行运动治疗时都要遵守一个原则，就是要因人而异。即使是同一个人，也要因状况进行适时、适度的运动改变。

防治糖尿病的运动方法多种多样，可以选择散步、做操、跑步、爬山中的任何一种。

跑步可以促进机体的新陈代谢，消耗大量血糖，减少脂肪堆积，所以长期坚持跑步是治疗糖尿病和肥胖的有效方法。同时，慢跑还可以锻炼心脏，防止血栓形成，预防动脉硬化，改善脂质代谢。

跑步时要注意下面几点：

1. 速度：在6～8分钟内跑1000米。

2. 距离：从1000米的距离开始。待适应后，每周或每两周增加1000米，增加到3000～6000米即可。

3. 次数：走、跑和短距离慢跑结合练习，每天一次或隔天进行一次；年龄稍大的人可以每隔2～3天跑一次，每次为20～30分钟。

4. 方式：为减轻心脏负担，可步行60秒，跑30秒，反复练习20～30次，总时间为30～45分钟，此锻炼适方式适合心肺功能较差者。

对于久未运动的人而言，突然开始跑步可能有些困难，此时可以先从快速步行或普通散步开始锻炼。快速步行的速度为每小时5000～7000米。每次锻炼30～60分钟，可以帮助中老年人减轻体重和增强心力，最高心率要控制在120次/分钟以下。对于普通散步，慢速为60～70步/分钟，中速为80～90步/分钟，每次锻炼半小时或一个小时。

步行时，用力向前后摆动两臂，有助于加强肩部和胸廓的活动。还可以试试弹着走，会更有乐趣。就是在走的过程中，在一定距离上，双脚的前脚掌和脚趾用力蹬地，脚后跟不要着地，让步伐有弹跳感，同时使身体有节奏地弹跳着行走。每走一步，都要主动使脚的十个脚趾和前脚掌发力，尤其是拇趾要用力，这样脚弓也会参与用力。只有蹬得速度快，才会有弹跳感，脚跟不沾地或轻轻沾地。弹着走可以强化脚部肌肉弹性，同时保证脚部健康，延缓脚弓退化。但是初次进行时可能较难把握弹着走的感觉，因此要在平时加强练习。体重过重的中老年人在练习时应慎重。

四、预防心脏病的运动方法

心脏是一个强壮的、不知疲倦、努力工作的强力泵。心脏对于人体，就好像发动机对于汽车一样。一旦心脏停止跳动而通过抢救不能使其复跳，那就意味着一个人的生命走向了终结。

如果心脏有问题，最好在请教运动专家或医生之后，再进行适合自己的运动方式；如果自己患有心脏病，就不要随便运动，一定要在医生的允许下进行锻炼，同时最好还有运动专家的指导。

有效运动对心脏病是很好的辅助治疗手段，可以帮助身体尽快康复。适合心脏病患者的运动方式以有氧运动为主，可依据个人情况确定运动强度和运动时间，以免使病情加重。

心脏功能不好的人，如果采取适当、定量的运动，既可以锻炼心脏，又会降低意外的发生。"定量"主要表现为下面4点：

1. 方式固定：即固定一种锻炼手段，这样才会固定心脏的刺激模式，从而达到锻炼心脏的目的。运动方式包括慢跑、快走、爬山、爬楼梯，或是借助于运动器械如电动跑台、健身车、椭圆运动机、台阶训练器、轻器械组合训练等。

2. 时间固定：每天在同一个时间段准时进行运动，可以帮助人体自行调节生理机能，这对心脏功能的提高大有好处。所以一旦选定好锻炼时间，就不要轻易改变。

3. 量度固定：确定好锻炼时间段后，要坚持每天进行固定的运动量，例如每天3000～5000米（一定要在一段时间内固定），如果是一般运动，时间可为30～60分钟。

4. 强度固定：坚持每天以同样的速度锻炼，例如以4000～5000米的速度快走，或以6000～7000米的速度慢跑等。

据外国学者测定，冠心病和脑出血发作最危险的时刻是上午6～9时，发病率高于比上午11时3倍多。原因是在上午时段，人体交感神经活性较高，随之增加了生物电的不稳定性，容易致使心律失常，可能出现室颤，导致猝死。另外，在上午人的动脉压也比较高，这使动脉粥样硬化斑块破裂的可能性增加，并容易引起急性冠脉综合征的发作。因此，心脏病患者的运动时间在下午及傍晚为最佳。

了解自己在运动前后的心率是很重要的，这样可以防止因运动而导致病情发作。一般人的心率控制区域计算方法是：心率控制上限为"（220-现在年龄）×0.8"，心率控制下限为"（220-现在年龄）×0.6"。比如对于一个40岁的人，他的心率控制区域就应该是108～144次/分。

而对于有心脏问题的人，运动心率控制区域要更严格一些，计算方法为：心率控制上限为"晨脉数×1.8"，心率控制下限为"晨脉数×1.4"。晨脉数是指清晨未起床时测量的脉搏数。如果一位心脏病患者的晨脉数是70次/分，那他的运动心率控制区域就是98～126次/分。如果在运动中心率超过了上限，则应将走、跑的速度降低，但如果心率没有达到要求，则应提高走、跑的速度，如此才会达到最好的运动效果。

散步是最适合心脏病人的运动方法，它有助于加强心功能、降低血压及预防冠心病。可以每天坚持散步1～2次，每次20～60分钟，或每天走800～2000米。

慢跑、原地跑步也可改善心脏功能，应该依据个人实际情况，确定慢跑的路程及原地跑步的时间。

太极拳既可强健体魄，又能防治疾病。体力较好的患者可以练习传统太极拳，较差者则可以习练简化式太极拳。不可练习全套，打半套即可，甚至做几个动作就可以。

心脏病人在锻炼时应注意以下事项：

1. 运动结束10分钟后，如果心跳次数仍在每分钟100次以上，就不应再增加运动量，并根据实际情况适当减少运动量。

2. 进餐与运动的间隔时间至少1小时。

3. 运动时，如果有头晕、头痛、心慌、恶心、呕吐等不适症状，则应当马上停止，如果需要应马上去医院。

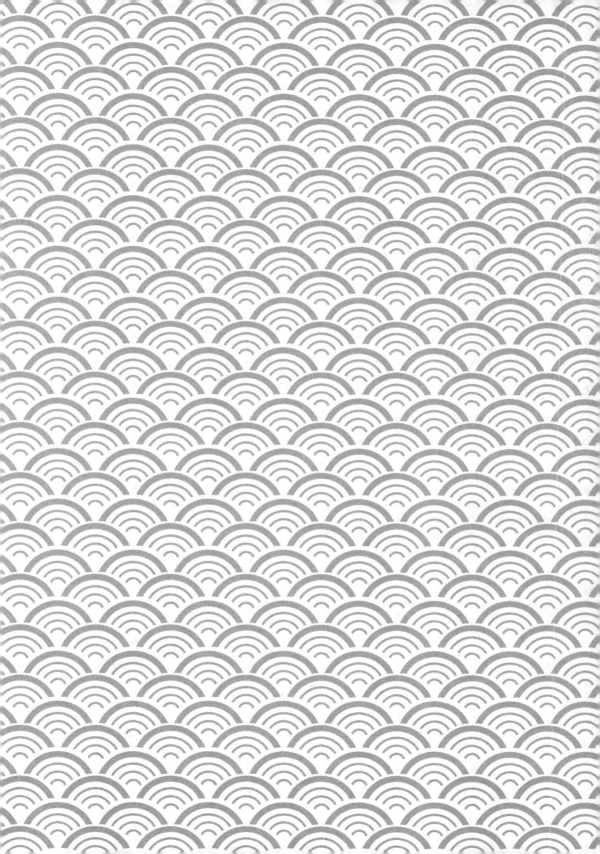

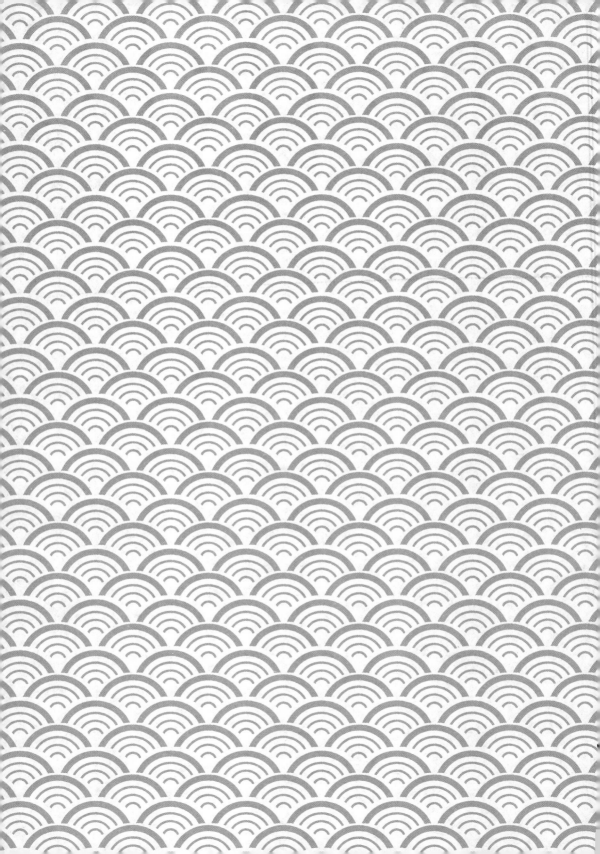